✦はじめに

僕は、子どもの精神科、なかでも「発達障害」が現在の仕事の中心になっています。でも最近は、青年、あるいは成人へとその年代の幅が広がってきました。これまで見てきた子どもたちも、毎年1歳ずつ大人になります。長く仕事をしていくと当然子どもたちは大人になっていきます。僕はそうしたかつての子どもたちからたくさんの学びをしています。

一方で、大人になってから初めて出会う方々も増えてきました。これまで誤解され、ひとり悩み、苦しんで生きてきた方々に出会うことで、さらに多くのことを教えてもらうことができました。

発達障害とは生活の困難さによって判断される、ゆえに僕は「生活（の）障害」と呼びたいのです。だから、行うべき支援は生活の改善であると僕は思っています。

従来の子どもの相談では、家族や保育、教育関係者の力を借りることがたくさんあります。でも大人の場合は、職場の理解、家族の理解が必要不可欠です。

最近になってようやく、大人の発達障害に関した書籍が増えてきました。それにより、これまで発達障害に関心がなかった多くの方々に興味を持ってもらうことができてきていると思います。

一方で、「今まで気づかなかったけれど、もしかして自分には発達障害あるのかもしれない」「自分の身近な人が、発達障害かもしれない」「身近な人に発達障害があると打ち明けられたけれど、どう接すればよいのだろう」と迷い、戸惑う方々もおられるかと思います。

発達障害を学ぶ上で大切なことは、正しい知識を獲得することと、よりよい生活の工夫を実践することです。前者についてはすでにたくさんの良書があります。

この本は、具体的な生活場面でのつまずきをどう解消するかということに力点を置きました。最終的には、本人と周囲の人たちが、互いに当たり前の生活を行うための支え合いをどうすればよいか、ということを目指しました。もちろん支援にはゴールがありません。今、この瞬間からも、新しい支援策がどんどんと生み出されています。

本書は、「語りおろし」という形で制作協力の中野明子さんと編集担当のすばる舎の原田知都子さんというエネルギッシュなお二人の力を借りて作られました。お二人は、イラストや小見出しの表記など、細かいところにたくさんのアイデアを盛り込んで、読みやすく工夫してくれました。その意味で、本書は三名の共著と呼ぶべきだろうと思っています。

なお、本書には多くのエピソードが登場します。すべて僕の実体験に基づきますが、とくに伝えたいこと以外は、変更を多数加えています。ご容赦ください。

２０１１年2月

田中康雄

CONTENTS

CONTENTS

第2章

「私ってそうかな」と思ったら

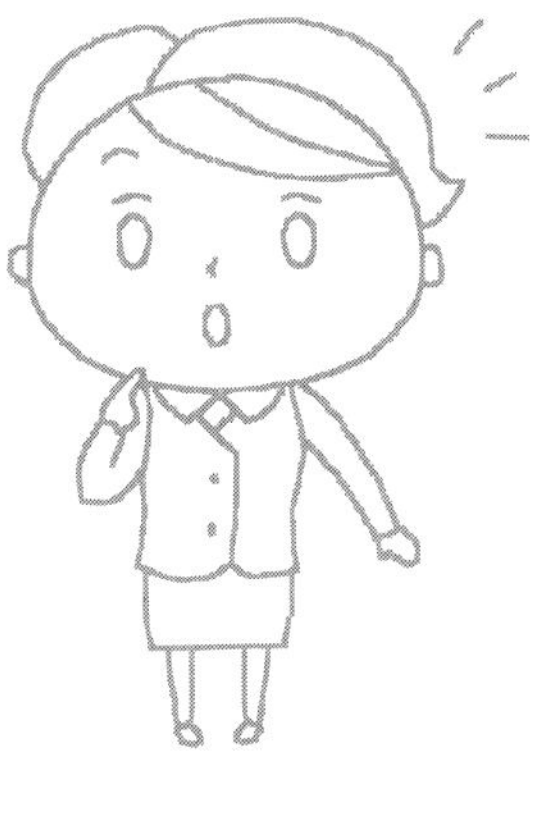

CONTENTS

CONTENTS

第3章 毎日の「困った!」はこうして解決

第4章

「あの人ってそうかな」と思ったら

CONTENTS

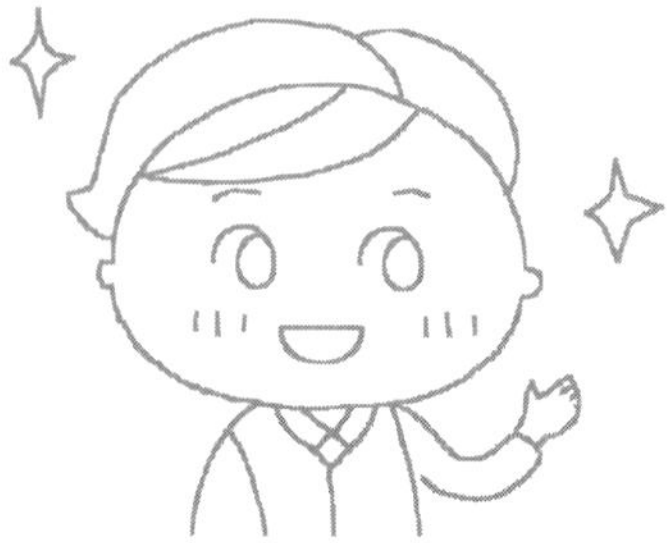

エピローグ

私もみんなも「生きやすい」ヒント

装丁＆イラスト　石村紗貴子
制作協力　中野明子

プロローグ
Prologue

社会に出てから「生きづらい」！

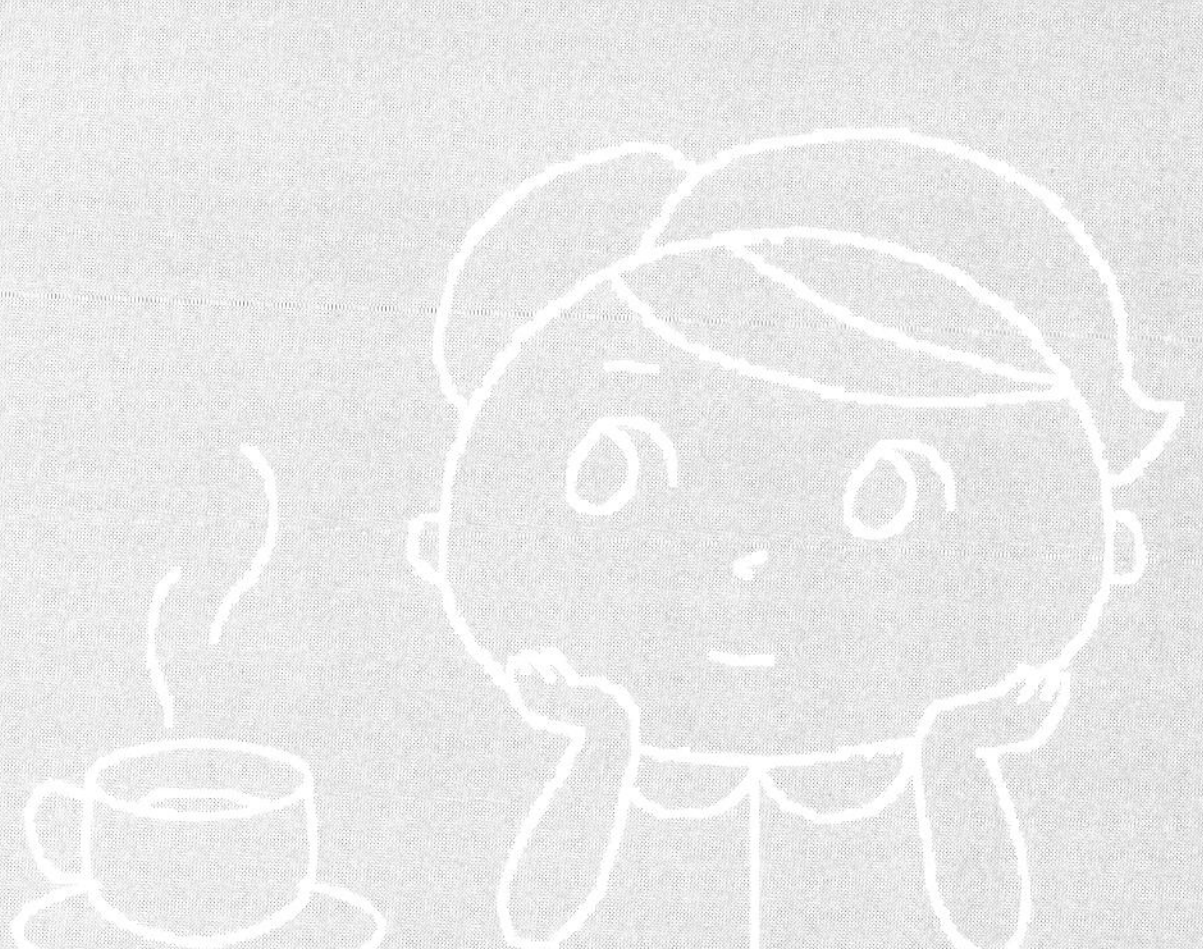

✦こんなことで困ってない？

最近、大人の方で仕事や生活面でなんらかの問題を抱え、僕のところに相談に来る人が増えています。そしてその方たちには、なにかしらの共通点があるようです。まずここで、具体的な悩みについて紹介しておきたいと思います。もしかすると、あなた自身や、あなたの周囲の人にも思い当たることがあるかもしれません。

エピソード①

職場のコミュニケーションに戸惑うAさん

32歳のAさんは、大手食品メーカー企業に勤める会社員です。学生時代は成績優秀で大学院まで進み、卒業後に今の会社に入社しました。

とても真面目な性格で、もともと人と関わるのは苦手。趣味の鉄道については、よく話すのですが、普段、職場での会話は少なく、話すときはすごく緊張してしまいます。僕が会ったときも、ハンカチをしっかりと握りしめ、顔や手をふきながら話をしている姿が印象的でした。

Aさんは大学で農学を専攻していたことを買われ、研究開発のスタッフとして勤務していたのですが、しばらくして商品開発部に異動になりました。そのことで、仕事の内容もガラッと変わってしまいます。

今までは、黙々と自分の研究を行う個人プレーだったのですが、異動後は、チームを組んでプロジェクトに参加したり、取引先とやりとりをしたりというように、人と関わる場面が増えたのです。

そのころから、Aさんの周りでたびたびトラブルが起きるようになりました。同僚や上司と話がかみ合わずにもめてしまう、取引先からの電話で相手を怒らせてしまう……。

自分は正しいことを言っているのに、

「君はどうしてそんなへ理屈を言うんだ」

「もっとうまい言い方はできないのか」

などと言われ、一生懸命やっているつもりなのに、やればやるほどAさんの評価は悪くなってしまいます。

こうして、だんだんとAさんは自信を失っていきました。

電話を取るのが苦痛になり、周りの人が言っていることも頭に入らなくなり、不注意なミスが増えて、仕事が手につかないほどになってしまったのです。

追い詰められたAさんは、受診に訪れました。

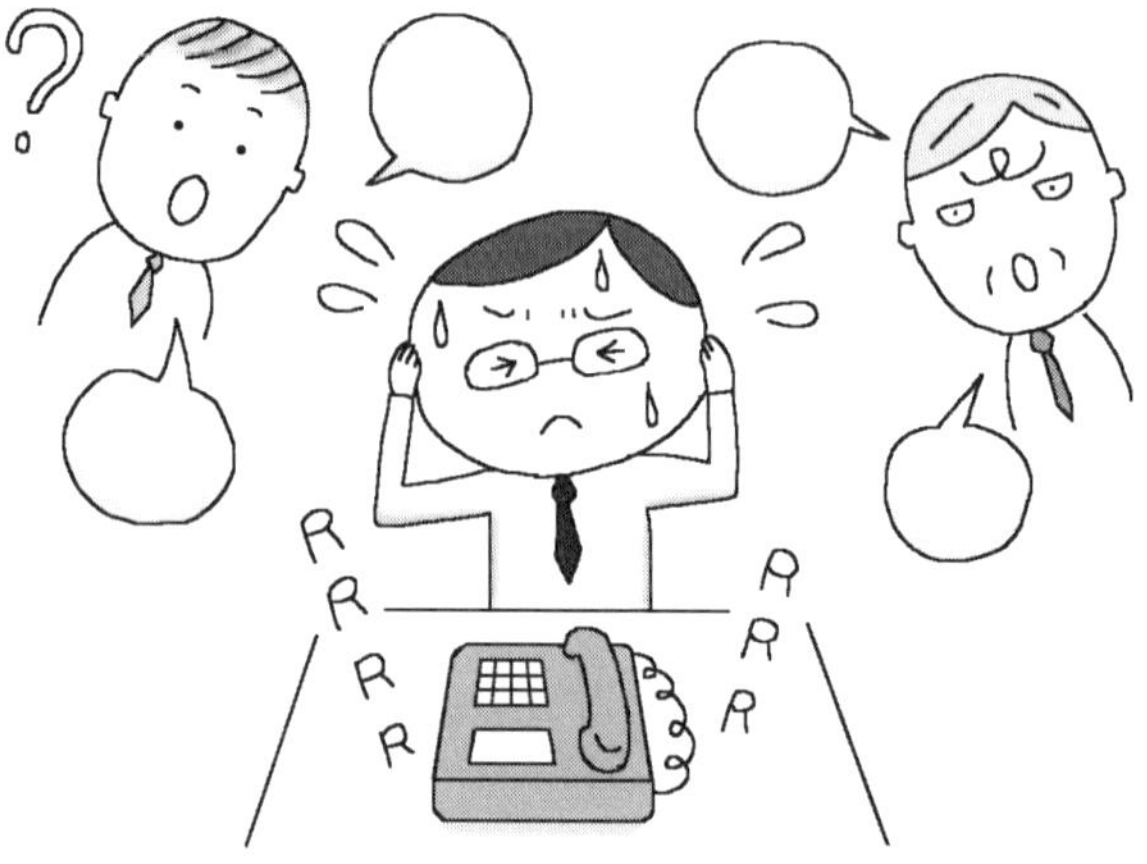

エピソード②

子どものころから忘れっぽいBさん

45歳で主婦のBさんは、ヘルパーの仕事をしています。

小さなころから忘れっぽく、小学校時代は、かばんを持たずに学校に行くようなこともあり、自分の部屋や机はいつもぐちゃぐちゃ。

お父さんから毎日のように叱られ、友達にからかわれ、自分でも「どうして私はこんなに忘れちゃうんだろう」と思いながら学生時代を過ごしました。

そして高校卒業後、誰も知り合いのいない北海道に突然やってきます。

そこで出会った男性と結婚し、子どもにも恵まれました。ただ、忘れっぽいのは直らず、お米に水を入れずに炊いてしまったり、御飯を作ること自体を忘れてしまったり……。うっかりミスは毎日のように起こります。

現在の職場では人気者で、Bさんにヘルパーとして来てほしいという利用者が多くいます。しかし予約を忘れてしまい、「今日、来てくれる日ですよね？」と電話がかかってきて、慌てて出かけていくこともしばしば。

　ただ、旦那さんがおおらかな人で、こうしたBさんの失敗をあまり責めることがなく、Bさんも仕事にやりがいを感じていたので、ミスがあっても「いつものこと」と、これまで過ごしてきました。

　そんなBさんでしたが、ここのところ年々忘れっぽさがひどくなり、「もしかしてボケたのかしら?」と心配するほどになりました。

　夜も眠れず、仕事も手につきません。精神科の外来を受診したところ、うつ病と診断されました。

　処方された抗うつ剤を飲んでも、ちっとも良くなりません。

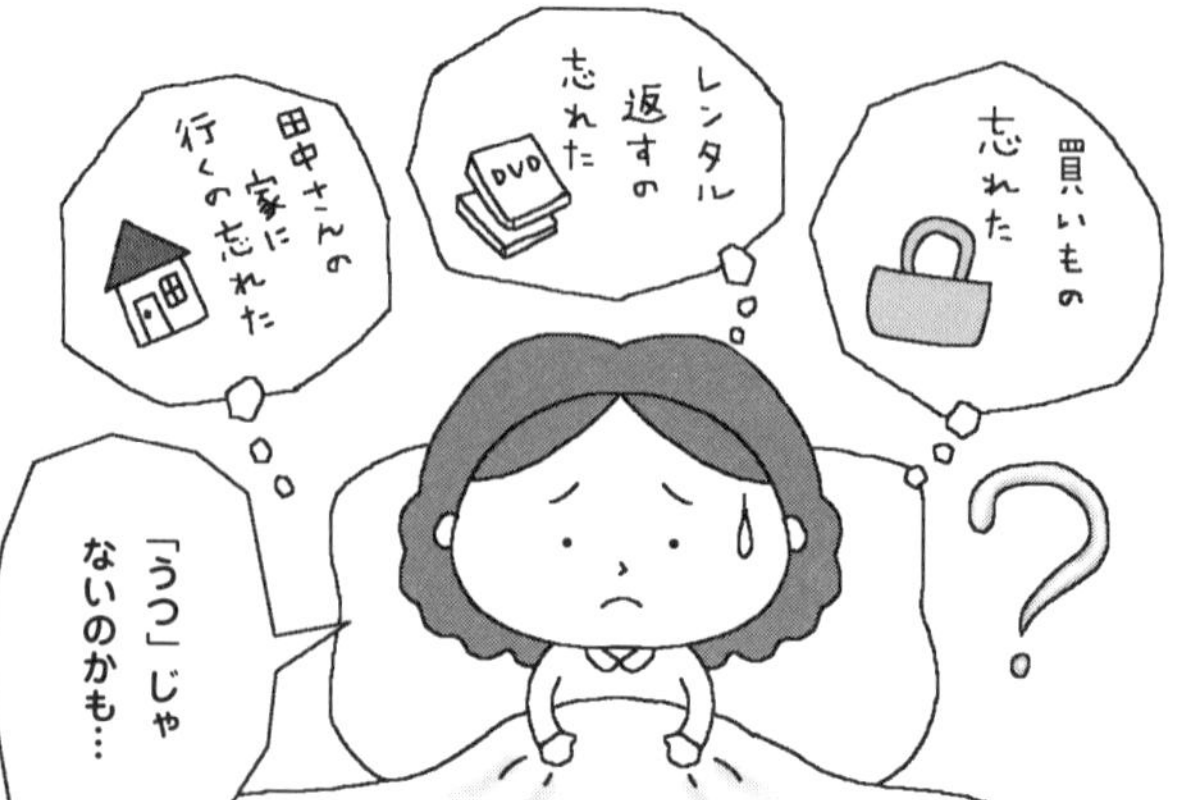
買いもの
忘れた
レンタル
返すの
忘れた
DVD
田中さんの
家に
行くの忘れた
「うつ」じゃ
ないのかも…

「これはうつではないのでは?」と思い、Bさんは自分でいろいろ調べて、「自分はAD/HDかもしれない……」と、相談にやってきました。

◆「誰にでもあること」に思えるけど……

ここに登場された2人のエピソードについて、あなたはどんなふうに感じましたか?

「自分にも似たような経験がある」という人もいれば、「これって誰にでもあるんじゃない?」「もう少し努力すればなんとかなるのでは?」と思った人もいるかもしれません。

エピソードには上司や同僚、お客さんとのコミュニケーションがうまくいかない、忘れ物やミスが多い、という悩みが出てきましたが、ほかにも次のようなことで悩み、相談に来る人たちがいます。

仕事の期限が守れない、大事な物をなくしてしまう、仕事や家事の段取りが悪い、思うようにいかないとパニックになってしまう、人の話が聞けない、落ち着きがない、空気が読めないとよく怒られる、衝動的に行動してしまう……。

これらは一見、どんな人にもありうるように思えますし、実際、このいくつかは自分も経験したことがあるという人が多いのではないでしょうか。

しかし、先に述べた「共通点」とは、**こうしたことが「しょっちゅう」起きている**ということ、**実は子ども時代から認められていた**ということなのです。

仕事が立て込んできて、これまでしたことのないミスをした、時々失敗することもある、というようなこととは、「いつも認められる」という点で大きく違っているのです。

✦その「生きづらさ」は努力不足なんかじゃない

それでも、こうしたことは、自分なりに工夫したり、周囲に助けてもらいながら、なんとかクリアしていくべきだ、怠けてはいけない、努力するべきだ、と考える方もおられるかもしれません。

実際、例えば、人と会う約束を忘れてすっぽかしてしまった経験のある人は、今後は同じ失敗をしないように、必ず手帳に書いておく、約束当日にアラームが鳴るようにしておくなど、なにかしらの対策を考えて実行しているはずです。

しかし、僕のところに相談に来る人は、そうしたことだけではちっとも解決できないのです。それどころか、思いついた対策そのものが実行されていないのです。

また、手帳に書いたとしても、書いたこと自体を忘れてしまう、後から見直すことを忘れてしまう、あるいは手帳をなくしてしまう、というように、**対策をしてもどうしてもうまくいかない**のです。

本人は日々反省もしているし、社会に誠実でありたいと思っているのに、結果的には約束を破ってしまう。ルーズな人だと思われて信用を失い、傷ついて自信をなくしてしまう……。

僕の出会う人たちは、このようなことが、子どものころから毎日のように繰り返し起こり、自分でもどうしてそうなってしまうのかがわからずに、非常に生きづらい状態にあるのです。

もしかしたら、この本を手にしたあなたも、同じような悩みを持っているかしれません。または、自分の身近な人が悩んでいるという人もいるかもしれません。

こうしたことが思い当たる場合、その生きづらさは、努力不足なんかではなくて、**生来的に持っている発達のアンバランスさ、「発達障害」が関係している可能性があるか**もしれません。

ここで、「発達障害ってなに？」「それはどうすればわかるの？」「もしそうだとしたら、どうしたらよいの？」と思われた方、慌てずに次章から一緒に考えていきましょう。

第1章

大人の発達障害って、なに?

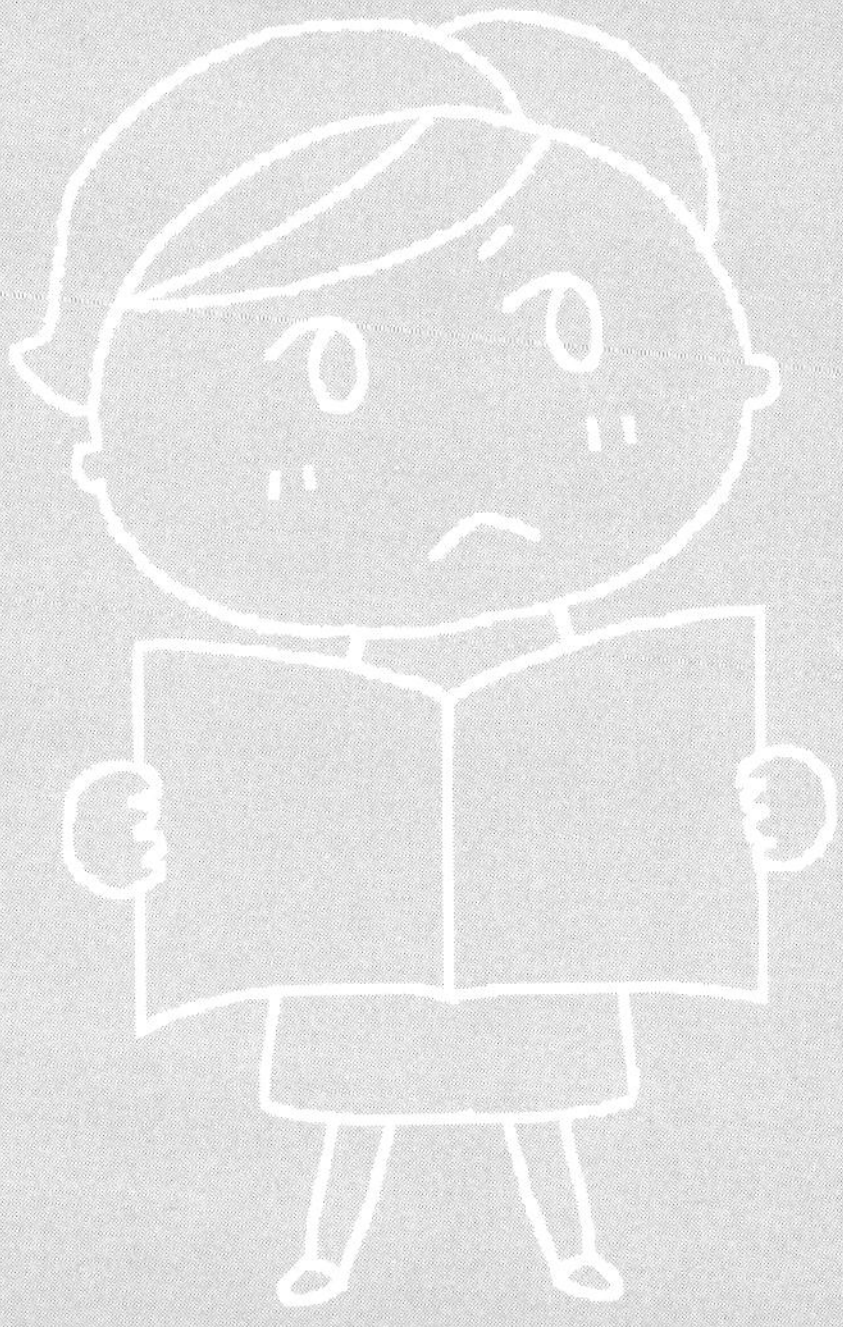

1 主な原因は、脳の発達のアンバランス

生まれ持った特性に関係がある

「発達障害」とは、ある状態、特性を示す状態像（症状のまとまり）」を意味する言葉です。

例えば何度言われても忘れてしまう、忘れ物が多い、他人に意思を伝えにくく誤解されやすい、他人の気持ちが把握しにくい、緊張が強くて突然あたふたとしてしまう。一見誰にでも認められるような言動が、一定期間、生活を困難にするほど持続する、一向に軽減しない、という場合、それは「症状」と考えることができます。あるいは、生来的にその人が持ち続ける特性、と判断することもできます。

これまで、そういった状態に陥ることがまったくなくて、突然認められた場合は、なにかしらの誘因や原因があるかもしれませんし、いわゆるうつ病といった精神的な病を疑うべきかもしれません。

しかし、今から取り上げる**「発達障害」とは、生来的な特性、生まれ持った発達上の個性、特性があることで、日常生活に困難を来してしまった事態**と僕は理解しています。「発達障害」を考えるとき、こうした個々にある特性と、それゆえに生じる生きづらさを考える必要があります。

発達障害の特性である状態像は、それだけ切り取って考えると、「私にもあるわ」と感じるほど、日常的です。しかも、一方では、それを上手に乗り切っている人もいれば、自分なりに工夫している人もいます。

つまり、特性だけでは「障害」とは言えません。その特性があることで、日々の生活に生きづらさが生じて「障害」となるのです。

発達障害の難しさは、この「日々の生活の生きづらさ」は見えやすいのに、「発達面にある凸凹の特性」は見えにくいということです。

そのため、特性から生まれた生きづらさを、「もしかして心の病？」「それとも自分の性格の問題？」「努力が足りないのかな？」などと判断して自分を疑ったり、責めたりしてしまいやすいのです。

また、周囲の人からも、「なんで、何回言ってもわからないの!?」「不真面目なだけなのでは？」などと否定的な目で見られてしまうこともあり、とても苦しい毎日を送っている場合もあります。

発達障害は、病気でも心や性格の問題でもありません。

発達障害を正しく知るということは、**この見えにくい発達面の凸凹の特性について、理解を示すこと**が最初の一歩となります。実際、近年の脳機能研究では、こうした特性を説明しうる機能的所見がわかってきています。

●ただし「特性＝障害」とは言い難い

それでも発達障害の原因は、まだすべてが明らかにはなっていません。たくさんの仮説と検証が試みられているのが現状です。しかし、いずれにしても中枢神経系、つまり脳機能の発達のアンバランスさ、凸凹があることを前提に検討されています。

この凸凹は、特定のことには異才な能力を発揮するのに、ある分野は極端に苦手といったようなことを指します。日常生活では、コミュニケーションは苦手だけど事務仕事は几帳面にこなせる、ミスは多いけど大胆な発想やひらめきの良さは驚くほど素晴らしい、といった姿として現れます。

もちろん、この凸凹は、決して発達障害の人に特有のものではなく、大なり小なりすべての人に認められます。ただ、発達障害があると言われる人は、**その凸凹の差が大きいこと、さらにそのために、生活場面で困ったことが起きている**、ということが差となります。

僕は、発達障害とは、分類できるものではなく連続体であると理解しています。つまり、発達障害のある人とない人とを明確に分類するということよりも、その程度と生活のつまずき具合が問題になると考えています。

この凸凹は、生まれ持ってのものですから、本人も周囲も「そういった人」と理解して、その特性に沿った日常の関わりをしていれば、大きな生きづらさは生じにくくなるかもしれません。一方で、周囲の無理解や度重なるつまずきで自分自身がひどく思い悩むと、生きづらさが浮上してきます。

発達障害を知る意義は、こうした生きづらさに対して、適切な対応ができる可能性を生むということではないかと、僕は考えています。

●「本人や家族のせい」は大きな誤解

例えば脳機能の発達にアンバランスさのある人の中には、なかなか片付けができなくて、片付けようとするとかえってどんどん散らかってしまうという人がいます。

本人は片付けたいと思っているのに、どうしてもできない。ほかの人はできるのに、どうして自分だけできないのだろう?と悩み、周囲からは「ちゃんと片付けなさい!」と怒られて、自己嫌悪……。

やろうと思っているのにできない。これが「生きづらさ」です。

「またやっちゃった」

「どうしてだかよくわからないけど、とにかく困った！」

「私ってダメなんだ」

　しかし、こうしたつまずきが、**努力の有無の問題ではなく、脳機能の発達のアンバランスさから生じるものであると**、早くに理解できると、自分を責めたり、周囲から責められたりしないですむかもしれません。

　風邪で咳が止まらない人に「どうして咳を止められないの」と尋ね責める人はいないはずです。それは、「風邪という病気は、止めにくい咳を生み出すことがよくある」ということを、私たちは経験的に知っているからです。

　発達障害を抱える人やその家族は、自分たち自身を責めたり、本人が怠けている、悪気があってやっている、親の育て方のせいといった非難や誤解にさらされたり、辛い状況に置かれがちです。

　それは、脳機能の発達のアンバランスさについて、私たちが経験的に知らないからでもあるのです。ですから、まず発達障害の特性について知ることが大切です。

2 成人してからわかるということ

大人になって外来を訪れる人たち

先ほどの発達障害の特性は、子ども時代に認められることになっていますが、プロローグでのAさんやBさんのように、大人になってから「生きづらさ」が目立ってくる人もいます。

ここ数年、大人の発達障害の本が次々出版され、ネットでも検索できるようになってきました。こうした情報から**「自分は発達障害ではないか？」**と思ったり、家族に「ひょっとしたら？」と言われたりして、外来に来る大人が増えてきました。

Rさんもその1人です。

本を読んで、「自分はアスペルガー症候群では？」と相談に訪れました。

親の話によると、三歳児健診で「自閉症の可能性がある」と言われたのですが、言葉が達者で能力も高いので、あまり気にせず育てたといいます。本人もマイペースに学校生活を送り、無事に大学を卒業しました。

そこまではよかったのですが、会社に勤め始めてから、どうもうまくいかないことが増えてきます。クライアントの注文通りに対応せずに、自己流を通してクレームを受け、文句を言われるとカッとなって暴言を吐いてしまうのです。

結局、「こんな会社は辞めてしまえ！」と転職し、そこでもうまくいかずに、また転職。その繰り返しに陥ってしまいました。

なぜ大人になるまで気づかない？

このように、学生時代は生活面でそれほどつまずかず、障害に気づかずに過ごしてきた彼らが、大人になって、病院を訪れるほどに困った状況になってしまうのは、なぜなのでしょうか？

まず言えるのは、発達障害が浮上してくるのは、「社会で生きていく上で、弊害になっているかどうか」。つまり、生きづらさが目立ってきたかどうかが鍵になるからです。

子どものころや学生時代は、元気が良かったり、勉強ができたりすれば、多少個性的でも、大きな問題にはなりにくいでしょう。また、ちょっと社会性が欠けていたとしても、自分に合う人間関係の中だけならやりくりできる人もいます。

これが、社会に出ると話は違ってきます。人間関係が複雑になり、いろいろな人とやりとりしていかなくてはなりません。〝自分ルール〟だけでは通用せず、周囲の空気を読み、合わせていかなくてはならないのです。

こうした「社会からの要求」を受けとめなくてはならない大人の時期に、**その人に潜在的にあった特性が「社会に適応できない困った言動」として初めて大きく浮かび上がり、発達障害の存在に気づく**ということが考えられます。

ただし、発達障害は大人になって急に生じたものではありません。こうした特性は、生まれたときから持っているものなので、子ども時代からなにかしらの形でその症状は見え隠れしているはずで、周囲に気づかれている場合もあります。

先ほどのRさんも、三歳児健診で自閉症の疑いを専門家から告げられていました。子どものときの話を聞いてみると、ちょっといらつくと友達をたたいてしまったり、暴言を吐いたりすることがあったと言います。

ただ、当時はすぐにそういった行為も収まり、周りもちょっとやんちゃな子だなというくらいに受けとめていました。そして高校生くらいになると、いらだちはするけれど、行動には移さないようになっていました。

しかし会社に入り、失敗すると、厳しい上司に「何をやってるんだ?」「いつも同じ失敗ばかりして!」などと言われるようになり、イライラが収められなくなったRさん。仕事が続かなくなり、行き詰まってしまったわけです。

自分の中では「できないのが当たり前」に

本人にとっては、こうした特性が子どものときから当たり前のように生活に組み込まれているので、それが普通の感覚になっていて気づかないということもあります。

Cさんはかばんの中の整理ができないのですが、本人は精一杯整理しているつもりなのです。でも、実際は、いつもぐちゃぐちゃ。

きれいにしている人を見ては、「なぜあんなにきれいにできるんだろう?」という不思議さや憧れと、「どうして私はできないんだろう?」という罪悪感を抱きつつも、「でもいい。私はがんばってもできないし……私のかばんは汚いものなの」と、やり過ごしてきました。

病気になってそれまで歩けていたのに思うように歩けなくなった、というように、**急に何かができなくなったのではなくて、「ずっとそういう自分で生きてきた」という感覚**なのです。

自分の中で、整理ができる自分、できない自分という体験はなくて、「整理ができない」状態がいつもの自分ということで、とくに改めて相談には行きませんし、ましてや障害を疑うということはないでしょう。

だってそれは、「いつものこと」なのですから。

うつ、パニック……二次障害からわかることも

先のRさんのように「発達障害かもしれない」と、自分で疑いを持って病院を訪れる人もいますが、その一方で、発達障害ではなく、うつやパニックなどの症状で相談に来る人もいます。

このような症状は「二次障害」と呼ばれますが、大人の発達障害についての知識がまだ乏しい現状では、そうと気づかずに来院する人も多いのです。

二次障害は、その人にある発達障害が、本人自身または周囲の人に正しく理解されず、**マイナスの評価が積み重なることによって、精神面あるいは行動面での症状が二次的に生じてくること**をいいます。

代表的なものは、いじめ・不登校・ひきこもり・うつ・不安障害・アルコールや薬物の依存症などです。

また、発達障害の人は、周囲からの理解が得にくい言動をしがちなので、「どう

してそんなことするの？」「いったい何回言ったら……」と叱責や非難を受けやすく、多くの人が大なり小なりの失敗体験を積み重ねてきています。

「そんな自分」に対して、「どうせダメだ」「自分なんて」と自分を責めてきたことからの抑うつ、他の人のようにうまくできないということでの疎外感や劣等感などで、どうにも苦しい状況に陥ってしまうのです。

そのため、プロローグでのBさんのように、うつ病と診断されることもあるかもしれませんが、それは二次的なもので、実は発達障害の存在が隠れていた、ということもあります。

発達障害自体は、心の病気ではありません。しかし、大人になって発達障害だとわかる人の場合、つまずきの時間が長い分、このような二次障害を抱え、苦しんでいる人も少なくありません。

そのような場合は、根本的な原因である発達障害を理解して、生活面の改善を目指すことで、精神面・行動面の症状も良くなることもあるわけです。

3 発達障害の人は増えているの？

「増えた」のではなく「目立ってきた」

発達障害は現代になって突然登場したわけではなく、昔から存在していたはずです。では、こうした発達障害のある人は、全体でどれぐらいの数になるのでしょうか？

発達障害の人の割合は、その種類や症状の程度はさまざまですが、**おおよそ人口の約10％くらい**と言われています。10人に1人というと、意外と多いと感じる方もいるでしょう。みなさんの子ども時代にも、クラスで3～4人はいた計算になるのですが、当時は発達障害として気づかれなかったわけです。

発達障害が少しずつ知られるようになり、理解されることで、そう判断される人が増えてきたのかもしれません。

さらに、ここ数年、メディアなどでもよく取り上げられるようになり、発達障害という言葉が身近に聞かれるようになりました。こうしたことから、発達障害と判断される人が増えてきたことで、結果的に増えているように感じるかもしれません。

また、以前は重い症状の人にしか目がいっていなかったのに、だんだんと**「ちょっと気になるぞ」**というグループの人たちにも関心と注目が集まるようになってきました。そういう人たちを発達障害と呼ぶようになったので、増えているように感じるのだと思います。

では、「ちょっと気になるぞという人が増えている」とはどういうことなのでしょうか。

「結局、全体的に増えてるってことなんじゃないの?」と感じるかもしれませんが、ここには、障害の見方や社会の価値観の変化が絡んでくるのです。

●●「生きづらさ」という基準で急浮上!?

今まで述べてきたように、発達障害は、ある特性により、「社会で一緒に生きていく上で、弊害になっているかどうか」が判断上大切になります。社会生活を送る上で、その人の特性が問題にならないなら、はじめからその特性は相談対象になりません。

例えば、どの程度人間関係がうまくいかないときに診断基準を満たすのか、どれほどの不注意なら満たすのかを数量的に判断することはできません。血液検査をして、そのデータの数値が基準値を超えたら異常値と判断するように、人間関係の成否は数値で明確に判断することができないのです。

発達障害が気づかれやすくなったのであれば、**数量的な基準でなく、社会生活面での生きづらさが目立つようになってきた**のかもしれません。

発達障害と判断する基準は、社会生活上の困難さにある。だから「ちょっと気になるぞ」といった生きづらさへも光が当たるようになってきたと考えることができます。

発達障害を診ることのできる専門家が求められているということは、生きづらさに気づいてほしい人が増えてきたとも言えるのです。

すぐに「白か黒か」を決めたがる私たち

発達障害の人が目立ってくるようになった背景には、当人の生きづらさの浮上もありますが、周囲からの評価も関係しているはずです。

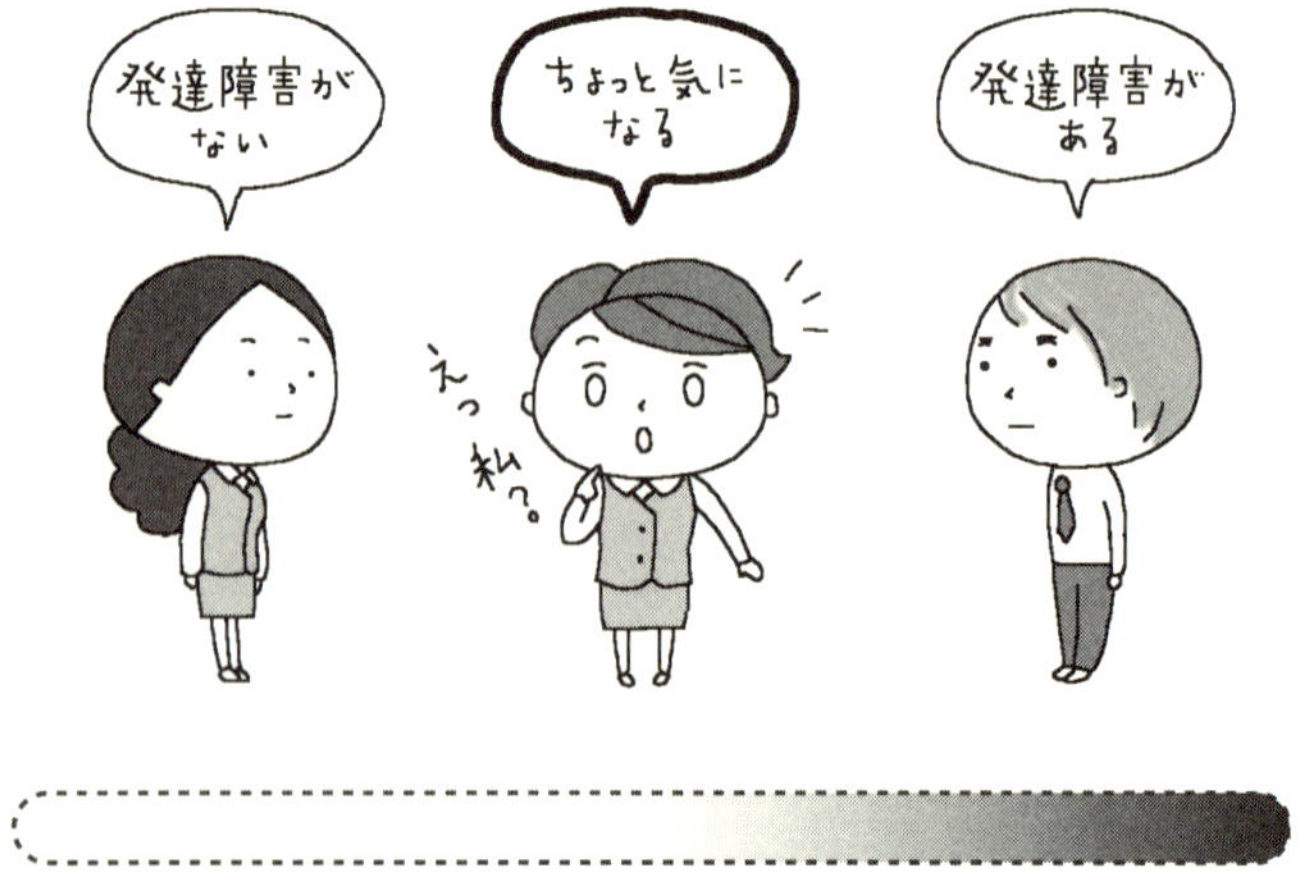

発達障害がある
ちょっと気になる
えっ私？
発達障害がない

つまり、私たち自身の「人に対する見方」の変化もあるのではないでしょうか。例えば、私たちが人を評価するときに、「できる・できない」「良い・悪い」という二項対立的な価値観で語ったり、「この人は○○タイプ」というように即座に分類分けするような傾向が強まってきていないでしょうか。

Dさんは部署のリーダー。仕事の指示がコロコロ変わり、部下は振り回されることもしばしば。でも、実はかなりのアイデアマンで、茶目っ気もあり、おもしろい人でもあります。

しかし、「できる人・できない人」「あの人は○○タイプ」というふうに即判断すると、「Dさんは思いつきで指示をするやりにくい上司」としか理解されない。すると、Dさんは職場で生きづらさを感じるようになるかもしれません。

さまざまな人がいろいろな個性を持って存在することがなんとなく許されない。そのため、**人を理解するのにわかりやすいカテゴリーで分類して安心したい。**そんな風潮があるのではないでしょうか。

こうした雰囲気は、発達障害を際立たせてしまうのかもしれません。

障害があるのか・ないのか、「AD／HDタイプなのか？　PDDタイプなのか？」（55～59ページ参照）というふうに、白か黒かを決めたいという欲求が高まり、あいまいではいられない社会の空気が作られているように感じるのです。

昔は、そんな雰囲気を跳ね飛ばす力、保護する力がありました。

学校の先生、おじいちゃんやおばあちゃん、地域の力、会社の上司など、周りにいる誰かしらが、「そんな特性もあるけどさ、いい子だよね」「あいつ、捨てたもんじゃないところがあるよ」とおおらかに包んでいたと思うのです。

しかし今は、「人としてこうしなきゃならない」と型に押し込めようとする通念があり、その枠から少しでもはみ出すと、「気になる人＝発達障害かも……？」と評価されやすいかもしれません。

そうやって、世間の「こうあるべき」の世界で調整し、収めようとする中で、発達障害と判断される人たちが増えてきていると考えることも可能かもしれません。

4

今は誰もが「生きづらさ」を感じる時代

ギスギスした職場で全力疾走

ここまで、発達障害について述べてきましたが、最近僕が強く思うのは、実は障害のあるなしにかかわらず、今、どことなく社会全体に余裕がなく、生きづらさを感じながら社会生活を送っている人が多いのではないか、ということです。

生きづらさとは、社会で一緒に生きていく上での大変さと考えてよいでしょう。

現代社会は、**みんながみんな、フルにがんばってくれないと困る**というような空気があり、なんとなく息が抜けない。「ちょっとお願い」と助けを求めることもしにくいような苦しさが職場に漂っている、なんていうことはありませんか?

流れに乗れない人や立ち往生してしまっている人がいると、「その分、自分に負担が回ってきて損してしまう」というギスギスとした雰囲気。

「どうしてあいつはいつもサボっているんだろう?」という犯人探し。

あなたにも身に覚えがあるかもしれませんね。

ただでさえそんな緊張感がある中で、生活のつまずきを抱えやすい発達障害の人は、なおさら生きにくいのではないでしょうか。

オールマイティを目指して悪循環に

今の世の中は表面的にはどんどん便利になっています。

職場ではＩＴが普及したことによって、一定時間にできる作業量が増えるようになりました。便利なパソコンソフトも登場し、やろうと思えば、さまざまな種類の仕事を１人でこなすことができます。

そうやって、１人あたりの生産性がグングン上がっています。

しかし、それは同時に、自分でこなさなくてはならない仕事の幅や量が増えたとも言えるのではないでしょうか。

それを十分にこなせなくなると、また便利なツールが生まれる。それをこなすとまたノルマが増える。今、書店に行くと、効率的な作業のための指南書がビジネス関係の書棚に多く登場しているのも、こういった理由からかもしれません。

例えば、前なら企画してプレゼンテーションするのはAさん、それをまとめるのはBさん、細かい見積もりの作成はCさんというように、役割分担していたものを、「全部あなたがやって」と、任されてしまうということはありませんか?

これまでは分業して、それぞれで取り組んでいたものが、1人でこなすように要求され、しかも速さと完璧さを求められてしまう。**「誰もが、同じように、なんでもそつなくこなせる」ことが要求される**傾向があるようです。

人には得意・不得意があるものですし、みんながみんな、パソコンを使いこなせるかというと、そうではありませんよね。企画を提案するのは得意なのだけど、事務処理をパソコンで行うのは苦手、という人もいるはずです。

こういう人は、本当は企画にどんどん取り組むことで、会社に貢献できますし、そのことで評価も上がっていくはずなのに、「パソコンでエクセル表が扱えない」がために、評価を落としてしまいます。

これは本当にもったいないですし、とくに、できることとできないことの凸凹が大きい発達障害のある人にとっては、とても辛い状況でもあります。

「みんな一緒じゃなきゃいけない」という考えが強まる中、一人ひとりの持つ個性や特性はひとまず置いておいて、なんでもこなせるオールマイティが世界基準!!というスローガンが掲げられる……。

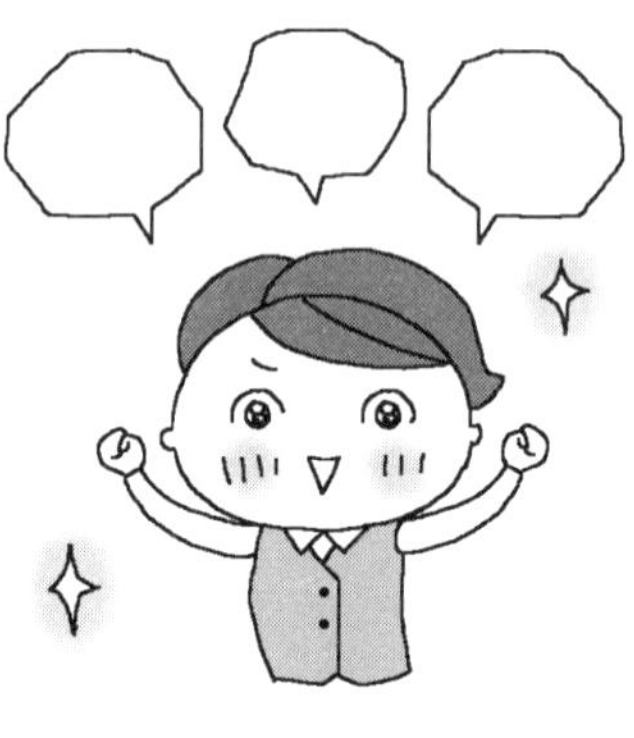

企画を考えるのは得意！

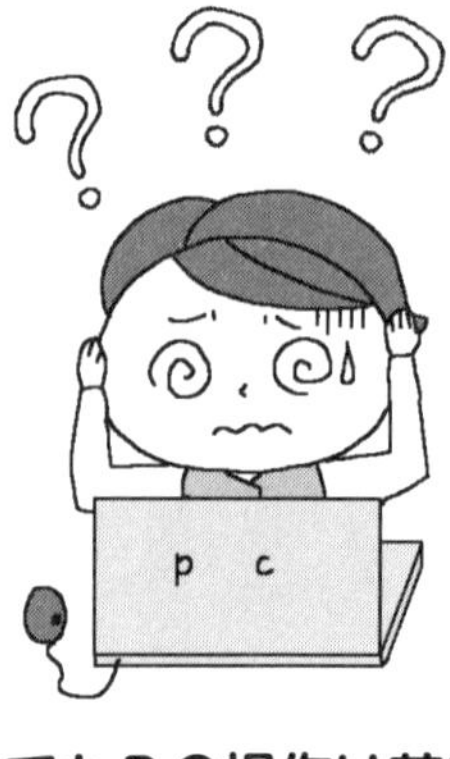

でもＰＣ操作は苦手…

でも、そんなオールマイティな人なんて、いるのでしょうか？

「ある基準に沿わない人は、存在価値がない」となってくると、障害の有無にかかわらずみんな苦しいですし、誰も生き残ることができません。これって、悪循環ですよね。

多様性こそ「生きやすさ」のカギ

世の中の価値基準になじまない人は、淘汰されてしまいがちな現代ですが、僕は、多様性があるからこそ、人は生きていけるのだと思うのです。

毎日17時きっかりに、職場を引き上げる人がいたとします。周りがどんなに残業していても、その人はさっくりと帰っていきます。周りの人は、「こんなに忙しいのに！」「自分だけ楽をして」と、ひそかに非難を浴びせるかもしれません。

でも、ちょっと見方を変えてみてください。

「あの人が17時に帰るから、しょうがない、僕が残業してやらなくちゃ」と仕事をやっていたら、その人はそれだけ実りのある結果を残すかもしれませんし、出世するかもしれませんよね。

また、別な人はその残業する人を「素晴らしい」と評価していたり、「今日はオレがその仕事やっとくよ」と代わってくれる人も出てくるかもしれない。ある意味、17時に帰る人のおかげで、出世する人や思いやりを示す人や協力関係を作る人が生まれてくる。もしかするとチームのまとまりが良くなるかもしれません。

ここで言いたいのは、残業するのがいい・悪いということではありません。**社会にはいろいろな人がいて、その「多様性があるからこそ互いに生かされる」**ということに、僕は注目したいと思うのです。もっと言うと、17時に帰る人にも、きっと理由があるはずなんです。

責め合う前に「お互いさま」と考えると、オールマイティを目指さなくてもうまくいくはずです。一人ひとりの「その人らしさ」が共存し合う場になれば、障害があろうがなかろうが、どの人も、少しずつ生きやすくなるのではないでしょうか。

5

大人になってわかる発達障害って？

近年になって注目され始めた障害

ここからは、具体的に発達障害にはどういう特性があるのかを一緒に見ていきたいと思います。

「障害」ということで言うと、まず、知的能力が高くなく、学校でいつも取り残されてしまう、なかなか一斉指導に乗れないことで浮かび上がってきた人たちを、「知的障害」と呼び、専門的な支援の対象としてきました。

そして、運動系のまひがあり、動くのが困難という人たちは「脳性まひ」と呼ばれ、こちらも支援の対象とされてきました。そのほか「肢体不自由」「聴覚障害」「視覚障害」といった、身体的な障害も知られてきました。

これらは、発達のつまずきが目に見えやすく、比較的わかりやすいため、早い段階から支援の必要性が広く知られてきたわけです。

しかしそれとは別に、知的に遅れているわけではないのに、とんちんかんなことを言ったり、忘れ物が多かったりする。まひはないのだけど、とても不器用だったり、とにかく落ち着かない、危険なことをする……。

日常生活を営む上で、本人も困るし、周囲の人もとても困るだろうなと思うようなグループが、クローズアップされてきました。

いろいろと調べていくと、どうも世界的にもこういう人たちがいるみたいで、それは**性格や心の問題、家庭環境ということに関係なく、彼らがもともと持っている「発達の問題」なんだ、**ということがわかってきたわけです。

そう。それが、今話題になっている「発達障害」です。

だからこそ、僕たちは、発達障害と分類される特性をきちんと理解する必要があります。しかし、実際にはわかりにくいものでもあります。典型的と言われる症状には、大きな違いはないのですが、一人ひとりにある凸凹の場所や程度にはいろいろな違いがあるからです。

大人の発達障害。主なものはこの2つ

では、大人になってから気づく発達障害には、どのようなものがあるのでしょうか。本書では比較的多い次の2つの障害について紹介していきます。人によっては、これら2つが微妙に重なり合った特性を持つ場合もあります。

PDD（自閉症・アスペルガー症候群など）

国際診断基準のDSM—Ⅳ—RやICD—10という基準では、PDDとは自閉症、アスペルガー症候群をはじめ、レット症候群などの障害を含みます。また、最近は、自閉症スペクトラム障害という名称が、ほぼ同義に用いられています。

大人のPDDの場合、主に現れる特性は、次の3つです。

	生活上での姿	本人の思い
	友達ができにくく、職場で孤立してしまう／なぜか周囲の人を怒らせる発言をしてしまう（思ったことをそのまま口にしてしまうため相手に失礼なことを言ってしまう）／指示通りにして怒られてしまう（応用がきかない）／チームでの仕事が苦手（自分のやり方に固執してしまう）／人と話がかみ合わない／同時に複数のことができない／暗黙の了解・たてまえと本音がわからず混乱する／不安になりパニックを起こす　など）	**「わからない」という恐怖に近い不安**
	仕事中落ち着かず、頻繁に足を組み直したり、貧乏揺すりをしたりする／上司やパートナーの話が聞けない／お金の管理が苦手／会議中ボーッとしてしまう／片付けや整理整頓ができない／運転事故を起こしやすい／書類などの提出期限が守れない／仕事や家事の段取りが悪い／約束を忘れてしまう／人と口論になりやすい／衝動買いをしてしまう／転職を繰り返す／不用意な性関係をもってしまう　など	**「わかっている」のに自分をコントロールできないもどかしさ**

	主な症状と様子
PDD（自閉症・アスペルガー症候群など）	●**社会性の障害** （他人への関心が乏しい、人の気持ちを理解するのが苦手、人から関わられることや触られることを嫌がる、人への関わり方が一方的、表情が乏しいなど） ●**コミュニケーションの障害** （会話が成り立ちにくい、紋切り型のせりふ口調・気持ちの込もらない話し方など独特な話し言葉、指示が理解できない、人の表情や場を読むことができない、冗談や比喩が理解できず言葉通りに受け取ってしまう、自分の興味のあることを一方的に話す　など） ●**想像力の障害とそれに基づく行動の障害** （体を揺する・物のにおいをかぐ・感触を楽しむなど独特の行動を好んで繰り返す、日課や習慣などの変化に弱く激しく抵抗する、特定の物を持つことに執着する、カタログ的な情報を好んで大量に暗記する（数字・文字・標識・時刻表・地図・路線図　など） ●**その他に見られる特有の症状** （音や痛みなどの感覚が敏感だったり鈍感だったりする、計算力や記憶力など特異な能力が突出しており知的機能がアンバランス、睡眠パターンが不規則　など）
AD／HD（注意欠如・多動性障害）	●**多動** 状況と無関係に常に多動。極端なくらいに活動的。 （じっとしていられない、しゃべりすぎる、動き回る、危険な場所に登る　など） ●**不注意** 注意集中が苦手で、一定時間人の言うことが聞けない。忘れっぽい。 （うわのそらでボーッとしている、忘れ物が多い、物をなくすことが多い　など） ●**衝動性** 予測や考えなしに、ただちに行動を起こしてしまう。 （質問が終わる前に答えてしまう、考えずに行動する、順番を待てない、人を妨害する　など）

①他人への関心が乏しい、人の気持ちを理解するのが苦手といった社会性の障害
②気持ちの込もらない紋切り型の口調、会話が成り立ちにくいといったコミュニケーションの質的障害
③予定の変更に弱いといったイマジネーションの障害

このほかに日常では聴覚や嗅覚などの過敏さといった感覚異常が認められます。

かつては、1万人に4人程度という発症率（0・04％）でしたが、最近では、0・6～2・1％程度と多く認められるようになってきました。

●AD／HD（注意欠如・多動性障害）

国際診断基準のDSM―Ⅳ―TRで定められている診断名で、日常生活を営む上で支障を来すほどの、多動性、衝動性または不注意の症状のいくつかが7歳未満に、2つ以上の状況において存在していることで判断されます。

また、その症状により、社会的、学業的または職業的機能につまずきを認めていること、すなわち日常生活を送る上での生きづらさが自他覚されている必要があり

ます。

学齢期の子どもで3〜7％認められ、男の子に多いと言われていますが、女児は、不注意優勢の場合が少なくないので、子ども時代は周囲に気づかれにくく、成人になってから日常生活で絶えず生じるうっかりミスなどで気づかれやすくなります。

●重要なのは、生活で支障が出るかどうか

僕はよく、「発達障害のない状態ってなんだろう？」と考えるのです。凸凹がない人というのは、そうなかなかいなくて、みんななにかしら凸凹があるものです。歌のうまい人がいれば、音痴な人もいる。味覚の鋭い人がいれば、偏食の激しい人もいて、道順を聞いてすぐ覚えられる人もいれば、すぐに道に迷ってしまう人もいる。**人間は誰もが凸凹の持ち主で、それを「障害」と呼ぶのなら、みんな発達障害と呼んでもよいのでは、**と思ったりするのです。

発達というのは、あたかもみんなが同じ道を歩いているように見えるのですが、

歩き方はみんな違うし、獲得する力も違う。知的な能力だけではなく、人間関係の力や記憶力、折り合いのつけ方や融通性や柔軟さなど、みんな違う。

そう考えると、発達障害というのは、その中で、「こういう特徴を持っている人がいますよね」と抽出された特徴に対して名前がついたというわけです。

じゃあ、「歌のうまい人」は「歌上手症候群」、音痴な人は「音痴症候群」などと名前がつくかというとそうなりません。その違いはなんなのでしょうか？

それは、**「社会で一緒に生きていく上で、弊害になっているかどうか」**なのです。

歌が上手でない人は、本人が歌いたくないわと言えば歌わないですみますし、そのことで周りにいる人がとても困ることにはなりません。

しかし、毎日なくし物をして困るとか、その人がいると職場がギスギスしたり、落ち着かなくなったり、あるいは、大事な案件をつい忘れてしまって、それが会社にとんでもないダメージを与えてしまうとなると、本人も周囲の人もとても困ってしまうわけです。

つまり、その特徴が生活に支障を来しているかが問題なのです。

6

診断してもらえば、すべて解決？

自分に説明がつくことは一歩前進だけど

ここまで読んでいただいたみなさんの中には、「私もそうかも」「一度調べてもらったほうがいいのかな」と思った方もいるのではないでしょうか。

発達障害の診断は、アスペルガー症候群、AD／HDなど、障害ごとにそれぞれ診断基準があり、精神科医が相談者との面接や検査を行いながら、時間をかけて総合的に判断します。

診断をつけることの一番のメリットは、現在の生きづらさに対して、「説明ができる」ようになることではないかと思います。そして、もっとも適切な対応策を、状態に応じて検討することができるという点にあると思います。

僕がアスペルガー症候群と診断した人は、「診断がついて説明がついたら、今まであったいろんなことが腑に落ちた」、と話してくれました。

「どうして自分はこういうことをしてしまうのだろう」ということれまでの疑問に対して説明がつき、**「これは自分の性格のせいではなく、親のせいでもなく、私の脳の特徴の一つなんだ」**とわかる。そして、診断名を参考にしながら、過去の失敗と向き合い、対策を考えていく。そのプロセスの中で、自分を責めない気持ちが少しずつ育ってくることが期待できます。

また、周囲の人が「そうだったのか、わかったよ」と腑に落ちる、という面もあります。

Eさんは、自分のことを検査してほしいと、診察室にやってきました。とてもマイペースで、ちょっとイライラしたり、気に入らないことを指摘されると、「うるさい！」と怒鳴り散らしてしまいます。

そんなEさんなので、結婚生活もなかなかうまくいかず、怒った奥さんは実家に帰ってしまいました。自分の気難しさを自覚しているDさんは、どうしたらよいかと相談に来たのです。

面接や検査をし、僕がEさんに「アスペルガー症候群という診断がつく」と伝えると、Eさんは「そうだったんだ。これでやっと、僕は僕のことがわかった」と言い、これまで悩んできたことが、ちょっとすっきりしたようでした。

そして、Eさんの奥さんが**「そういう人なんだとわかったことで、ちょっと安心してこれからも私は彼と付き合っていくことができます」**と、実家から戻ってきたのです。

奥さんは今まで、Dさんはわざと自分に辛くあたっているのか、自分のことが憎いのか、自分がいるせいでイライラしてしまうのかと悩んでいたそうです。

しかし、これがDさんの特性からくるもので、Eさんのせいでも自分のせいでもないと思ったら、安心したと言いました。さらに奥さんは、Eさんの良い面も冷静に評価できるようになったといいます。

このように、周りにいる人が自分を責めないですむということも、診断のメリットの一つでしょう。

私が悪いのではなく、あなたが悪いのでもなくて、その特性がトラブルとなることがあるということを知っていれば、わざわざ火に油を注がずにすむ。

僕は「診断」というのは、このように「相互理解」のための一つのヒントとして活かされるものでなければならないと思っています。

診断はあくまでスタートライン

その一方で、診断のとらえ方についても気をつけなくてはならない面があります。「診断名」で、その人のすべてがわかるというわけではありませんし、診断が確定したからといって、その特性が消えるわけではありません。

本人にとっては診断がついて腑には落ちたのだけど、「生活のしづらさは変わらない、やっぱり辛い」と悩み続けているものです。

前は誤った理解による辛さがあったけど、正しい理解には、またそれなりの辛さがあると話してくれた人がいました。また、やっぱりつまずいてしまうけど、それでも説明がつくようになったという点で違うという人もいます。

「診断がついたので解決」というのではなく、診断がついたことで正しく向き合える、対策の道しるべの一つになる。そのことを、ぜひ理解しておいてください。

また、診断がつくことで、本人や周囲の人が障害の特性ばかりに目を向けてしまう場合もあります。「このような特性を持った私（〇〇さん）」ではなく、その「特性」をどうするか、ということになってしまうのです。

「ああ、ＡＤ／ＨＤだから、××ができないんだ」「この行動は、やっぱりアスペルガー症候群の症状？」というように、特性だけが独り歩きしてしまい、その人の個性や人柄が、障害に乗っ取られてしまう。そんなイメージです。

Ｈさんは、ＡＤ／ＨＤと診断され、上司に相談しました。すると、ほかのスタッフも知っておいたほうが対応しやすいと判断した上司は、「Ｈ君はＡＤ／ＨＤなので、サポートしてあげてくれ」とみんなに伝えました。

すると周囲の人たちは混乱してしまいました。今まで「Ｈさん」だったのが、「Ａ

D／HDさん」になり、そのAD／HDをサポートしてくれと言われても、どうしたらよいのかわからない。

診断名は、一見、その人の「わかりにくさ」を「わかったかのように」する魔法の言葉になりかねません。

もっとも、本人は「ああ、そうだったのか」と納得し、周りの人も「あなたに少し近づけた」という思いを抱くことができるかもしれません。

しかし、障害だけを見て、障害にのみ向き合えば向き合うほど、「私（○○さん）」は、目の前から消えてしまいますし、「障害のある人・ない人」という線引きやレッテルを、色濃くしてしまうこともあります。

この人はどうも生活のしにくさを抱えているというとき、「どのような診断名がつくか」で終わりにせず、**「どのような対策をし、どんな関わりをするとその人は生きやすくなるのか」**とつなげていかねばなりません。

7

治療をすれば、治るの？

人の特性を変える薬は存在しない

発達障害は、「治療すれば完治する」というものではありません。病気のように、手術や薬で症状を取り除くこともできません。詳しい原因など、わからないこともまだ多く、治療法の選択肢を広げるべく、専門家が研究・模索している段階なのです。

現在行われている主な治療は、医師や臨床心理士などの専門家との対話を通して、**自己理解を深めたり、対策を考えたり、精神的なダメージを回復したりすること**を目的としています。

なにかしらの効果のある薬があるのかどうかというと、例えば、二次障害としてうつ症状や睡眠障害がある場合は、それらを緩和するために、対症療法として薬を処方することもありますが、発達障害の治療薬として処方できる薬は、現在ありません。

ＡＤ／ＨＤに関しては、多動性や衝動性、不注意の特性を和らげる効果のある薬が現在2種類使用できますが、この薬は残念なことに18歳までという年齢制限があり、大人には使えません。しかし実際、薬を必要とする人も多いことから、将来的に薬が使えるようになるよう、現在、専門家や当事者団体が働きかけています。今後、いくつかの薬が、大人のＡＤ／ＨＤ治療薬として認可されるようになるかもしれません。

ただ、先ほども述べたように、薬は治すためのものではなく、一時的に症状を和らげるために、補助的に使うものです。人の「特性」を変える薬はないのです。

「治す」というより「生きやすくする」

治療の難しさについて述べてきましたが、「じゃあ、治らないのか……」と落胆することはありません。

大事なのは、「治る・治らない」ということではなく、「生きやすくするにはどうしたらいいか」を考えることなのです。

僕は、発達障害は「その人の持っている特性で生活するときのつまずきがあるかないか」が問題なので、「生活障害」に対応すべきと考えています。

そうなると、医療的なアプローチというよりは、**生活をどう組み立て直すかを考えて工夫することや、周囲の理解が必要になってくる**わけです。

アスペルガー症候群と診断されたGさんは、スーパーでアルバイトをしていました。お客さんから何か聞かれても対応できず、レジ打ちもうまくできなくて、いつもぶすっとした表情で仕事をしていました。

するとある社員が、Gさんは人付き合いは不器用だけど、とても真面目できちっとしているので、商品を出したりそろえたりする仕事のほうが向いているのではないかと提案しました。

そこで、「こうやって並べるんだよ」と丁寧に教え、お客さんが一番少ない時間帯に、品をそろえたり、数えたりする役割をGさんに与えると、完璧にこなすようになりました。

「これならできる」と自信をつけたGさんは、職場でよい表情をするようになりましたし、アルバイト先が変わっても、そこで、「自分は接客は苦手だけど、商品の管理は得意だ」ということをちゃんと説明できるようになりました。

こうやって、本人や周囲の人が「その人らしさを活かす」ことを考え実践していくと、発達障害の人も生きやすくなります。特性は消えないけれど、生活障害の一部が解決したことになります。

「治す」のではなく、**「もともと持っている特性を活用して、豊かに生きる」「特性を否定しないで生きられる道を考える」**。その補助として、医療を利用する。

そんなイメージで、自分の特性と付き合っていく方法を見つけていくことこそが、大事なのではないでしょうか。

8

社会で活躍している人もたくさん

特性をプラスに活かして大成功

これまで、発達障害の人の「生きづらさ」について述べてきましたが、逆に、発達障害の特性を持つ人でも、自分の人生を生き生きと楽しみ、活躍している人はたくさんいます。

そのような人とそうでない人とでは、何が違うのでしょうか？

僕は、いろいろな人を見てきて、その違いの一つは、**「自分の特性をプラスに活かせるかどうか」**というところで決まると感じています。

例えば、「ＡＤ／ＨＤの人は、多動で衝動性が高くて……」というように、発達障害の人は、困った症状が羅列されて評価されます。

しかし、視点を変えると、勢いよくチャレンジするエネルギッシュな人、ユニークな発想を思いつくアイデアマン、という「特性のプラス面」として評価することもできます。

ＩＴ業界で世界的に有名な起業家は、誰にも思いつかない発想で会社を大きくして、大成功を収めています。発明家として活躍したエジソンや、新しい理論を発見した物理学者として有名なアインシュタインも、発達障害があったと考えられると言われています。

国内に目を向けてみても、芸能界で活躍するあの人も、実業界で活躍するこの人も、学術分野で偉業を成し遂げた人の中にも、その特性をフルに活かして活躍している人はたくさんいます。

このような人たちは、自分の得意な面をどんどん活かしていくことで、成功を収めているのです。

●「人との出会い」も大きなポイント

ただ、その成功には、もう一つ大事な要素があります。それは、本人をうまく支援する人がいて、活躍できる環境があったからこそなのです。

その人だけの力ではなく、**正しい理解のもとでサポートがあったからこそ、その力をプラスに転じることができた**と言えます。

会社を興したMさんはAD／HDで、しょっちゅうアイデアがひらめき、「次はこんなことをやってみよう！」と、どんどん提案をしていきます。

起業家肌で豊かな発想力がある一方で、猪突猛進に突っ走ってしまうというリスクも紙一重です。Mさんの勢いだけだと、会社経営は暴走して潰れてしまったかもしれません。

しかしそこに、「ちょっと待って」「明日まで、よく考えてみよう」などと、冷静に判断し、その勢いを調整する人がいると、Mさんのひらめきが単なる思いつきではなくビジネスのアイデアとして、活かされていくわけです。

そのようなサポーターとの出会い、**「良いところを引き伸ばしてくれる人」との出会いが、その人の人生を大きく変えるカギになる**のです。

ここで大事なのは、その人との関係が、ただ「支えてもらう」という一方通行のものではないということです。Mさんのサポーターも Mさんの能力を認め尊重しています。「私はひらめきやアイデアはないけれど、あなたの時間管理は任せて」というような、相互に支え合う関係があるのです。

そういう「お互いさま」の関係、それぞれの凸凹をフォローし合う関係の中で、互いの良さが光り合う。こういう日常を積み重ねていける人が、結果的に、成功している例が多いように感じています。

「生きづらさ」を完璧に解決する方法はありません。でも、自分自身や生活を見つめ直して工夫したり、人と助け合ったりすることで、自分とその周りの人両方の人生を豊かにしていくことはできるのです。

次章からは、そのための具体的なヒントを紹介していきます。

第2章

「私ってそうかな」と思ったら

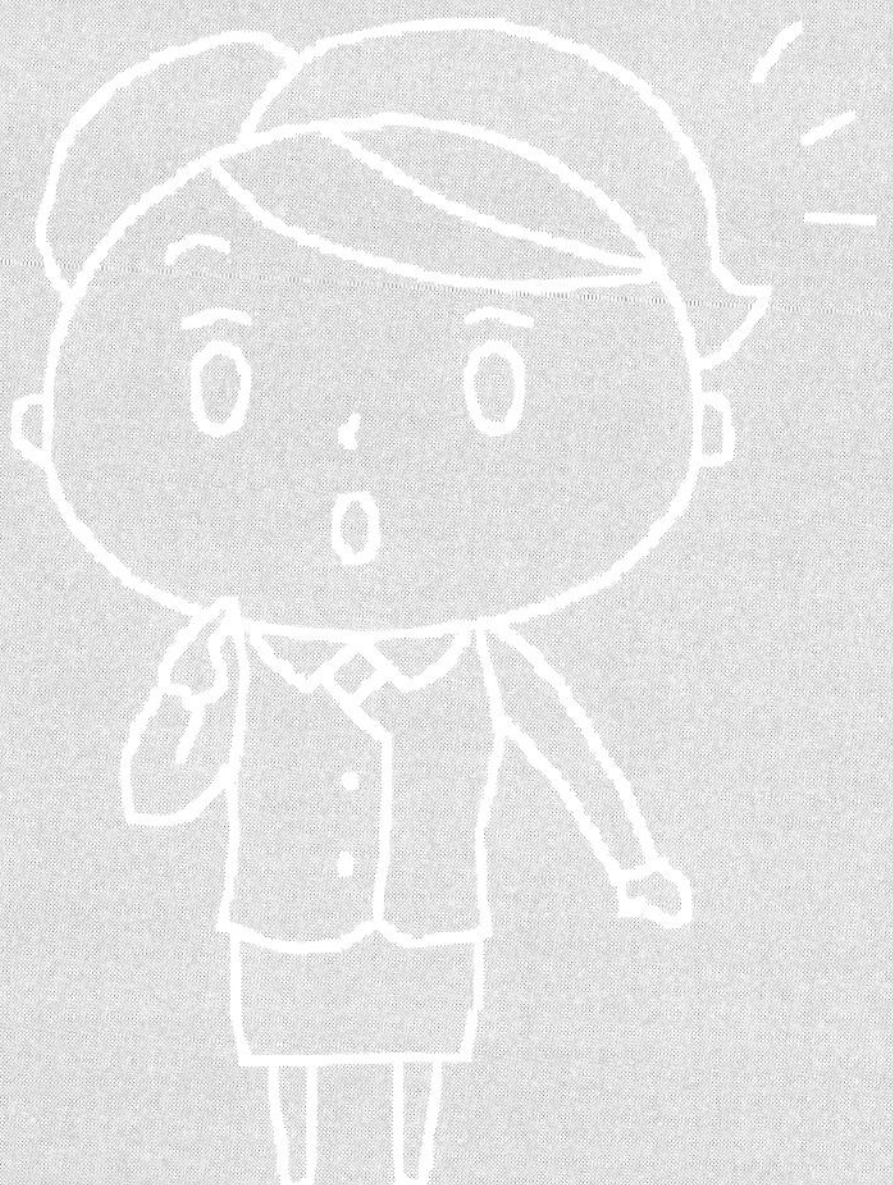

1 責めたり悔やんだりは、もうおしまい

「自信のなさ」はこうして作られる

発達障害の人は、子どものころから失敗体験を繰り返し、そのたびにマイナスの評価を受けてきたケースが多く、その苦しみは深刻です。

もしかしたら、読者の方の中にも、子どものころからそうした苦しさを抱えて生きてきた人がいるかもしれません。

あるとき、外来に来た子が言いました。

「僕はバカだ。だから、生きていてもしょうがないと思うんだ」

まだたった5歳の子が、こんなことを口にしなければならないほどの辛さ。それ

は、その子が背負いたくて背負ったものではなく、周りに低く評価され続けた中で、蓄積していったものなのではないでしょうか。

例えば、AD／HDの人は、行動面でうまくいかないことが多いので、子どものころから本当によく叱られます。朝、起きて学校に行くまでも、たいていこんな調子です。

「もう準備できたの？」「かばんはちゃんとあるの？」「何回言ったらわかるの⁉」「テレビを消しなさいって言ってるでしょ！」「早く顔を洗いなさい」「なんですぐ散らかすの！」「どうして今ごろこんなプリントが出てくるの！」……。

AD／HDではなくても、このようなことは言われると思いますが、AD／HDの子の場合、これがひっきりなしに続き、1日のうち、何回叱られるかわからないほどなのです。

がんばっているのに、あれもできてない、これもできてないと、叱られる。前向きなれず、うまくいかず、また叱られる……といった**「叱られ続ける悪循環」が、生活の中に組み込まれてしまっている**とも言えるかもしれません。

もちろんこれは、叱る親や関係者が責められるものでもありません。親も関係者もその子のことを思って一生懸命に関わった結果なのです。

だんだん心のガードも堅くなって……

それでも止まらない悪循環により、人間不信に陥ってしまう人もいます。

外来に来ていた小学生のL君は、授業中に騒いで、よく先生に叱られていました。L君が風邪を引いて学校を休んだ日のこと。授業中クラスが騒がしく、先生が怒って言いました。

「L！　静かにしろ！」

L君は僕に、「とうとう僕は、休んでも叱られてしまいました」と悔しそうにつぶやきました。「クラスがうるさい＝Lが騒いでいる」といった先入観を持ってしまった先生は、L君を見ないままに叱ってしまったのです。

こうなってくると、「やっぱり認めてもらってないいんだな」「僕はダメな人間なんだ」と思いますし、「あんな先生嫌いだ」となっていってしまいます。

このような傷つきが日常的になってしまうと、「次の先生はいい人だよ」と言ったって、なかなか信じられませんよね。**「どうせ、その先生だって僕のことを認めない」**と不信感を持ってしまうのも、無理もないのではないでしょうか。

ときには、叱られないためには目立たないようにしよう、人に関わらないで生きていこうというように、成長とともに孤立していく人もいます。それはそれで辛いものです。

「結局、何をやってもうまくいかない」

当事者の方の、このような大きく深い苦しみに接すると、僕は、発達障害をただの個性とか特性というだけですませてはいけない、と強く思うのです。

でも、「これからの私」は自分次第！

このような根の深い劣等感や不信感から、自分を責めて自暴自棄になったり、人を責めたり、恨んだりしてしまう人もいるかもしれません。

また、大人になって初めて発達障害について知った人であれば、「あのときもしそういうことを知っていて、こうしていれば……」と、後悔ばかりが頭をよぎる人もいるでしょう。

確かに、これまでの辛い体験は消すことはできません。

でも、「今」、そして「これから」を変えることはできます。

まだ間に合うのです。

これまで、「私もなかなかやるじゃん」と、自分で自分の評価を高めたり、何かを周りの人に評価され「がんばったね」と認められる経験は少なかったかもしれません。それどころか、失敗の連続だったという人もいるでしょう。

しかし、その失敗も、決して怠けた結果でもふざけたためでもないのです。特性とうまく付き合うことで解決することも少なくないのです。

ひとりでがんばったり、焦ったりする必要はありません。これまでの自分を見つめ直し、ポジティブにとらえ直すことから、少しずつ始めていきましょう。

2

私と周りの人。うまくいかないときは

「自分ばっかり……なぜ？」

自分の気持ちをちゃんと聞いてもらえず、また正しく理解されずに、指導ばかりされてきたという体験や、「どうせ自分はダメだから」「言ったって信用してもらえない」というあきらめや不信感。

それらが積み重なると、「なんで自分ばっかり……」という思いにつながっていくことがあります。

「自分は正しいことをしているのに、なぜ」「一生懸命やっているのに、誰もわかってくれない」。このような悔しさや腹立たしさを抱えながらも、そのことを誰にも相談できずにいる人が、読者の方にもいるのではないでしょうか。

「なぜ私ばっかり叱られるんですか」「なぜ私ばっかり我慢させられるんですか」「どうして、私の言うことを聞いてくれないんですか」というふうに、思わず自分の置かれた状況や、周りの人を責めてしまう気持ちもわかります。

その背景には、僕が想像できないほどの辛い体験があったのだろうと思います。

でも「自分ばっかり……」と、心を閉ざしてしまっては、何も変わらないですし、状況がますます悪くなってしまうこともあります。

ちょっと違う角度から見てみると、何か発見があるかもしれません。

●「あの人はいつも……なぜ？」

ではここで、ちょっと視点を変えて、あなたの周りの人はあなたのことをどんなふうに感じているのか、想像してみましょう。

上司、同僚、家族やパートナーで、あなたに対して否定的な評価をする誰かを思い浮かべてみてください。

「どうしてあなたはいつも……」「何度言ったらわかるんだ」などとダメ出しをしてくる人っていますよね。でも、この人は、悪意を持ってあなたに接しているのでしょうか？

たぶん、そうではないはずです。

アスペルガー症候群と診断されたＰさんは、「空気を読む」のが大の苦手です。

期限間近の金曜の夕方になって、チームみんなでやっている仕事に急な変更がありました。週明けの納品に間に合わせるには、チーム全員が残業しないと間に合いません。

みんなが手分けして作業分担を決めているうちに、定時になりました。Ｐさんはいつも通り、帰り支度を始めます。当然、みんなからはブーイングの嵐です。

Ｐさんは、この状況を「これから緊急の仕事が全員に分担されるのだな」と読み取ることができません。

明確な説明がなければ、「私の作業分担は何かな」と指示を待ったり、「私も、何か手伝うことありますか？」と自分から声をかけることも思いつかないのです。

だからいつものように帰ろうとしたわけです。

でも、みんながそういうPさんの特性を知らなければ、「どうしてPさんだけ、いつもチームに協力しないの？」「チームの空気を読むのも仕事のうちじゃない？」と感じてしまうわけです。

上司であれば、Pさんにも、チームの一員として適切な行動を取ってほしくて注意を与えるはずです。それが上司として「正しいこと」だと思うでしょう。

一方Pさんは、「先週はみんな、『金曜の夜くらい、さっさと帰ろうよ』って言ってた。ちゃんと言う通りにしたのに、なんで怒られるの？」と納得がいきません。「正しいこと」をやっても、私ばっかり注意されると感じます。

このように、**人との関係がうまくいかないときは、お互いが相手のことがよくわからないまま、やりとりをしていることが多い**ものです。

上司が早めに「今日はどうしても残業してもらうことになりました。皆で協力してがんばろう」と全員に伝えておくと、この不協和音は防げるかもしれません。

互いに「知らないまま」のすれ違い

「周りの人とうまくいかない状況」というのは、どちらか一方だけに非があるということではなく、「正しいことを言っているつもり・やっているつもり」というところで、互いに何かすれ違いがあるようです。

どうすれば、この状況を良くしていけるのでしょうか。

そのヒントは、「わかり合っているはず」でなく、正しくわかり合うために言葉に出しておくことです。「今日は残業になる」「今日は早めに切り上げよう」ときちんと指示を出し合うことです。

なぜそれが必要かというと、**「自分を知り、相手を知る」ということが簡単ではないから**です。

これは、発達障害の人も、そうでない周りの人も、どちらにも当てはまることです。

発達障害の人が、自分を正しく知ることの大切さは今まで述べてきた通りです。

それで、対策を立てることができます。また、周りの人が、発達障害の人の特性を具体的に知っていると、その人とうまく付き合うことができるかもしれません。

自分は早合点しやすい特性があると理解できたら、自分の考えを一度仲間や上司に確認するように心がけます。

周囲の人も、この人の早とちりが特性だとわかると、「どうしてそんなことを聞くの」とイライラする前に、「よく確認したね」「その案でいいと思うよ」と答えることができるかもしれません。

うまくいかないのは、お互いの理解が足りなかったからとわかることで、**「誰も悪くない」**ということを前提に互いに寄り合い、**「じゃあ、こうしてみよう」**と折り合いをつけていくことができたら……と僕は思うのです。

次で、もう少し考えていきましょう。

3

まずは、自分のことを知ろう

「自分はダメ」。それって本当なの？

「少しでも今の生きづらさを解消したい」、そう願うのであれば、具体的にどうすればいいのでしょう？

まずは、自分を知ることです。そこからスタートしてみましょう。

ただし、「自分を知る」のは、「自分を変える」ためではありません。

今のありのままの自分を受けとめて、「私ってなかなかいいと思う」と思えること、これまで自分を低めたり否定したりしてきた人が、本来あるべき自尊心を取り戻すこと、そういうことを大事にしてほしいからです。

真面目な人ほど、「自分を変えなくては」と思いがちなのですが、それはある意味、今の自分を否定することになってしまいます。それは悲しく、辛いことです。

自分を変えようとしている限りは、今の自分を愛することができなくなってしまいます。

一方、たとえみんなからダメだと言われても、**「でも、私は自分のことが好きだ！」**と思えれば、それはさまざまなことを乗り越えていく最強のパワーになります。

上手に生きていくには、まずは弱点も含めて丸ごとの自分を認めること。それが「自分を知ること」です。目指すことは、何より自分を好きになり、信じる気持ちを持つことなのです。

苦手と得意を再チェック

では、自分を知るにはどうすればよいでしょうか？

例えば、次のことを、専用のノートに書き出してみてはいかがでしょう。

●「苦手だな」と思うことって？

これまでの自分を振り返ってみて、苦手だな、と思うことを書き出してみましょう。「会議で発言するのが苦手」「書類を作るのが苦手」「電話のクレーム対応が苦手」など、具体的に挙げてみてください。

この作業は、**こうした部分をすべて克服しなくてはならない、今の自分を丸ごと変えなくてはならない、ということではありません。**こうした面を整理しておくと、具体的に何に気をつけたらよいかがわかり、今後の対策を立てるという面で役立つからです。弱点がわかれば、それをうまくフォローする方法が見つかるかもしれません。

ですから、ここではあまりたくさんの苦手なことを書き出すのではなく、思いついた中で3つくらいにしましょう。あまり多いと、誰でもへこんでしまいますよね。

誰にでも弱点はある。それをある程度自覚しておくことが大事なのです。

●「得意だな」と思うことって？

今度は、自分の長所を書き出してください。これは3つと言わず、たくさん思い浮かべてください。性格面だけでなく、自分の得意なことを挙げてもいいでしょう。**役に立つ・立たないという基準ではなく、自分の価値基準でどんどん探し出してみてください。**

例えば、「小さいころから、『ここは得意だね』と言われていたな」と思い当たることでもいいですし、「ウルトラマンの怪獣図鑑に出てくる怪獣を全部覚えている」というように、ユニークな特技でもよいでしょう。

こうして、自分の弱点と良いところを書き出して、一度自分のことを客観的に見つめ直してみます。

「私はこういうところが苦手だけど、こんないいところもある」。ありのままの自分を見つめる。これが、自分を知る一歩になります。

「良いところノート」で自己評価を上げる

でも、いざ書こうと思っても、自分の良い面がなかなか思いつかない人も多いと思います。そういうときは、無理してでも見つける練習が必要です。例えば専用の「自分の良いところノート」を作ってみましょう。

●長所に気づく集中レッスン

毎日の生活の中で、うまくやれていること、うまくいったなと思うことだけをこのノートに記録していきます。これを続けていくと、今まで気づいていなかった自分の良い面がどんどん見つかるようになります。

自分自身のことを見つめ直すときに大事なのは、**苦手なところばかりに目を向けるのではなく、自分の良いところにも注目する**ということです。

私たちは、反省点ならすぐに思いつくのですが、自分の良いところとなると、案外浮かばないものですし、気恥ずかしかったりするものです。

とくに自己評価や他者評価を低く積み重ねた人は、なおさら長所が見えにくいかもしれません。

また、自分自身を発達障害という軸でしか見られなくなると、なかなかプラスの面に目が向けられなくなることもあります。

発達障害の本には、「何ができないか」という弱点ばかりがたくさん列挙されていますし、病院の診断では、障害の特性としてうまくいかないことが選ばれて伝えられます。

例えば、胃潰瘍の人に、医者は「足腰は元気ですね」とは言いませんよね。胃の「どこが悪いか」ということしか言ってもらえないわけです。

発達障害の場合も、これと同じです。自分の弱点が指摘されやすいため、自分で良い面を意識して評価すべきです。

●短所もこうして長所に転換

どうしても良い面が見つからない人は、とっておきの方法があります。実は自分が短所だと思っていることが、見方を変えると、次のように長所として見えてくることもあるのです。

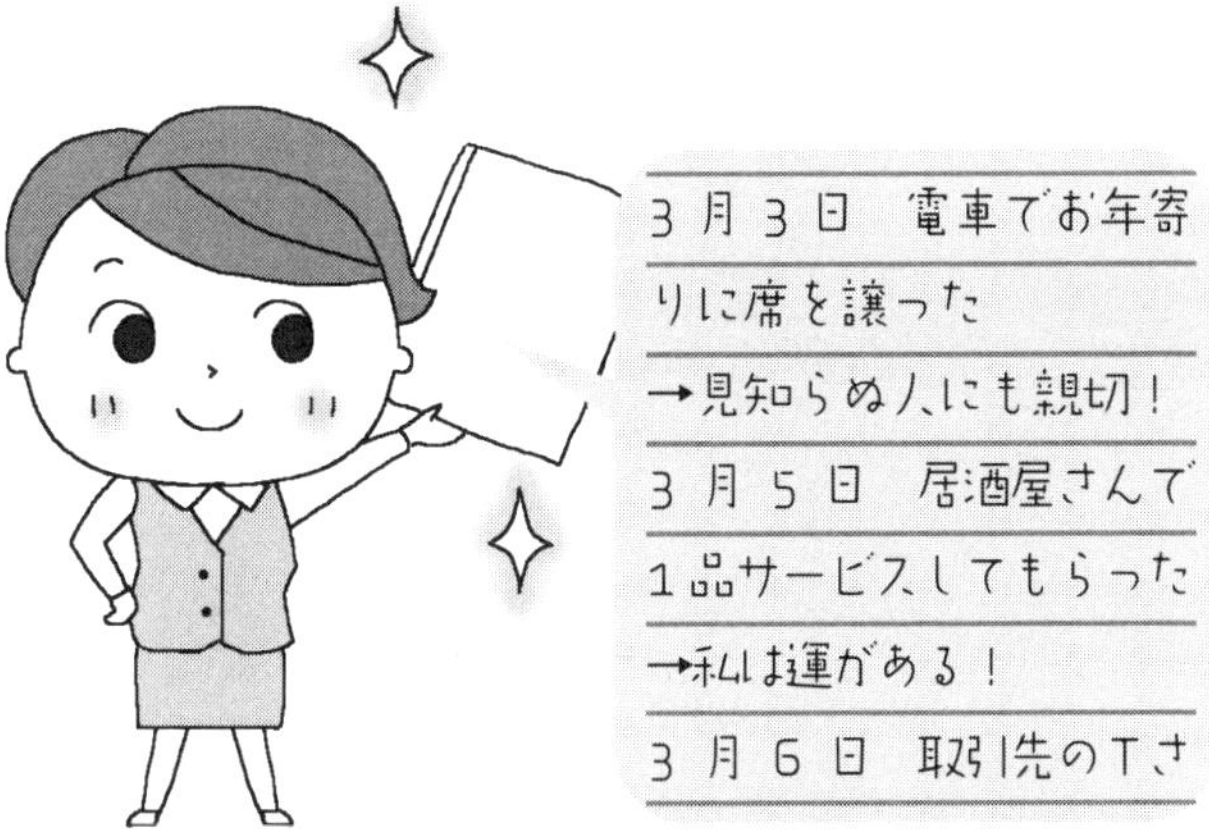
3月3日　電車でお年寄りに席を譲った
→見知らぬ人にも親切！
3月5日　居酒屋さんで1品サービスしてもらった
→私は運がある！
3月6日　取引先のTさ

短所		長所
気が散りやすい	→	アイデアがよくひらめく
気が短い	→	決断してから行動に移すまでが早い
忘れっぽい	→	嫌なことを引きずらない

・気が散りやすい　→　・アイデアがよくひらめく
・気が短い　→　・決断してから行動に移すまでが早い

良いことと悪いことは表裏一体でもありますし、どう評価されるかで、ずいぶんと受けとめ方が変わってくるものです。

自分の特性を一度書き出してみて、短所と思っている項目を長所に転換できないか考えてみてください。

自分の良さに注目し続けると、きっといくつか見つかるはずです。もし**どうしても見つからないというときは、「実は」という言葉を添えて、「実は気が優しい」「実は几帳面」と、今から作ってもいい**のです。

こうやって、少しずつでも自分の「ここはなかなかいいぞ」という部分を発掘していくことは、自分のありのままを受けとめながら、積極的に前進するために大事なことなのです。

「振り返りノート」で傾向が見えてくる

●自分の言動を見直す「自分会議」

また、毎日の自分の行動を見つめ直し、分析することで、より自分のことをよく知ることができたり、これからのよりよい行動のヒントを見つけることもできます。「自分が普段、物事をどのように受けとめているのか」を客観的に見つめることで、「自分の言動のクセ」が見えてくることもあります。

それには、「今、自分はどう感じたのか」「自分はどう思っているのか」というのを、書き出してみることが有効です。

例えば、「自分会議」として時間枠を確保し、ノートにその日あったことと、自分の思ったことを書き出してみる、**「この1週間でうれしかったこと」「仕事でちょっと困ったこと」「昨日の○○さんとの会話について」**など、テーマを決めて書き出すのもよいでしょう。

これを繰り返していくと、「ああ、自分はこういうとき、こんなふうに行動しがちなんだな」「こういうことを言われると、焦ってしまうみたいだ」など、自分の言動の傾向が見えてくるかもしれません。

だんだんと慣れてきて、傾向が見えてくれば、**「じゃあ、こんなときはこういうふうに対応してみよう」**などと、対策を立てることも可能になってきます。

このように改めて自分のことや、言動を振り返るということは、これまであまりしてこなかったのではないでしょうか。

全部やらなくてはならないということではありません。自分がやってみようかな、と思うところから、トライしてみてください。

ひとりでは難しいと思ったら、家族や友人、親しい人に意見を聞いてみるのもお勧めです。意外な発見があるかもしれません。

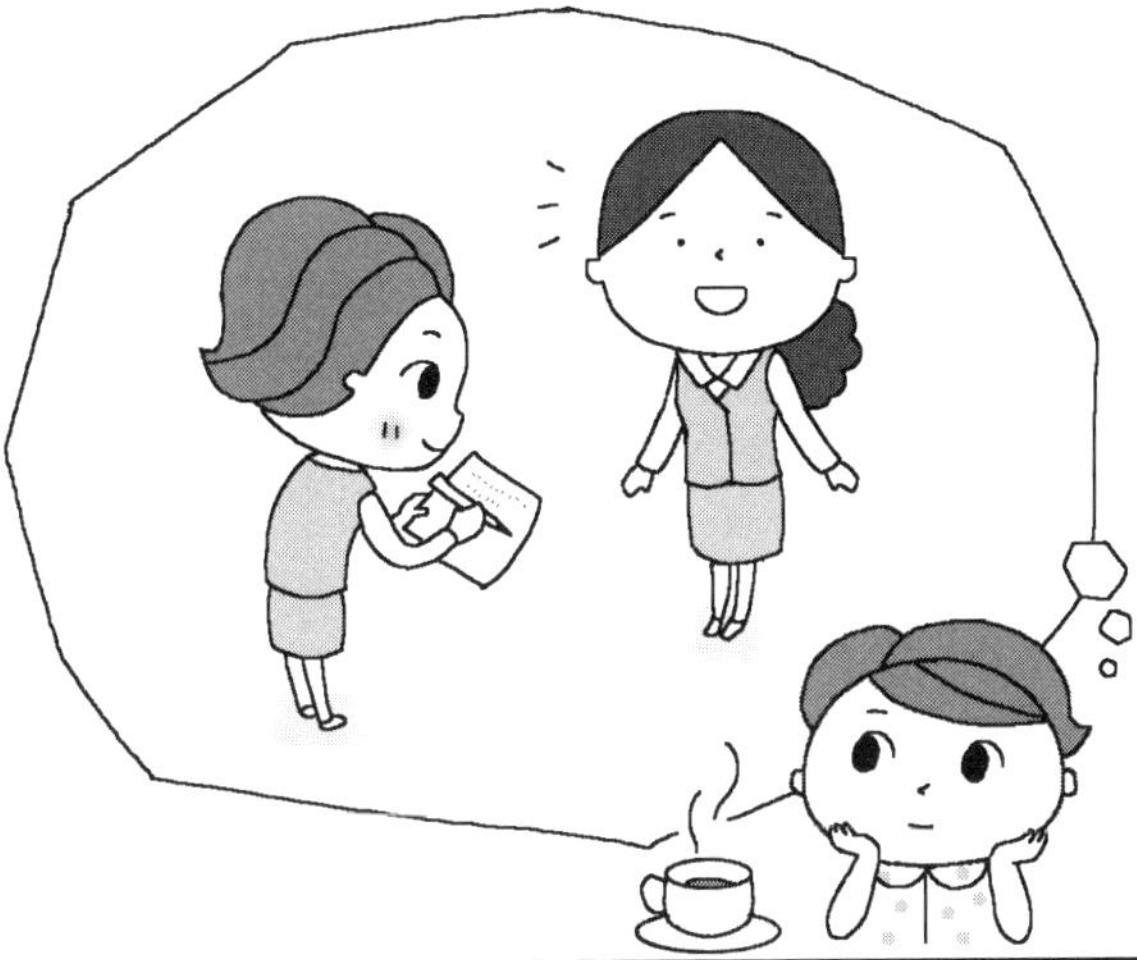

4月16日　自分会議

今日から、先輩の指示はメモを取ることにした（工夫！）。先輩がホメてくれた（うれしい）。でも、メモ帳が午後には行方不明になった（なんてこった！）

→発見！！　次回からは首から提げてなくさないようにしてみよう。がんばれ！私！

4 自分が楽になるコツを見つけよう

「生活の工夫」にエネルギーを集中

自分のことを改めて知っていく中で、どこが得意でどこが苦手か、少しずつ見えてきたのではないでしょうか。

良いところはどんどん活かしていけばよいわけですが、こうして見えてきた弱点についてはどう向き合っていけばよいのでしょうか。

弱点を完璧になくすことは難しいかもしれませんが、自分の意識や生活の工夫によって、うまくいく部分もたくさんあります。

第3章で具体的に紹介していきますが、ここではまず、そのための大まかな考え方を知っておいてほしいと思います。

例えば、仕事でどうしても苦手な作業があったとします。それが苦手なこと自体は変えられなくても、細かく手順をルール化したリストを作ることで、モレやヌケを減らしていくことはできます。

専業主婦であっても、料理が苦手なら、あれこれ凝ったメニューに挑戦しなくてもよいのです。簡単にできるものだけで1週間の献立を作ってしまえば、買い物も楽になります。そもそも毎日自分で作らなくてもいいかもしれません。

苦手なら、最低限の範囲ですむような仕組みを作ってしまえば、ずっとうまくいくし、自分も楽になります。

自分の弱点を克服しよう、自分を変えよう、とばかり考えると、そのためだけに多大なエネルギーを使って生きていくことになります。ひょっとすると、なかなか克服できないことと格闘するだけの人生になってしまうかもしれないのです。

そうなると、自分のやりたいことは何一つできなくなってしまいます。それはちょっと悲しすぎます。

苦手なことは、克服するのではなく、何かもっと楽になる工夫はないか、というふうに考えてみてください。そうして、今の自分でもうまくいく方法を一つでも多く見つけていくことが、生きやすくなる近道ではないでしょうか。

自分のがんばりはきちんと褒める

こうした工夫や対策で、少しでも生きやすくなっていけば、それが毎日の大きな励みになるでしょう。そして結果に安心するだけでなく、**「できた自分を褒める・認める」**ということもとても大事です。

とくに、今まで苦手なことばかり意識してきた人は、こうした部分を忘れがちなので要注意です。

自分のがんばりを褒めて認めることができないと、せっかくうまくいっても、喜びを味わうことができません。毎日しんどいばかりで楽しくなくなってしまいます。

また、自分に自信を持てないままなので、人と関わることも億劫になってしまいます。これだと、周囲とうまく協力関係を築くことができず、孤立しがちです。

急に自分を褒めるのは難しいかもしれませんが、少しずつでも、小さなことから始めてみてほしいと思います。

自分のがんばりを確認するには、**自分がどれだけやれたかという「到達度」が、目に見えてわかる**と、とらえやすくなります。

例えば、毎日やるべきことの「予定リスト」を作って利用するという手もあります。その日の課題を目に見えるようにしておき、できたらその予定は完了！と赤い線で消すだけで、「やったぞ」という達成感を味わうことができます。

また、10円貯金を続けたという人もいました。「自分は今日がんばれた」というとき、貯金箱に10円を入れるのです。いろいろあるけれども、がんばれた自分に何かささやかなご褒美を、と始めたそうです。

少しずつ貯まっていく10円玉を見ると、「ああ、私すごいな」と思えるんだと、その人は話してくれました。今は、ずいぶん貯まったそのお金で、何を買ったらいいかを楽しみにしているのだそうです。

こうやって、**「今日、自分にとって、うれしいと思えることがあった」**ことを、どんな小さなことでもいいので、大事にしてほしいなと思うのです。

以前、外来にきたWさんは、なかなか自分のことをポジティブにとらえることができずにいました。

そこで僕はWさんに、枕元にノートを置いて、寝る前に「今日一日、このことについては自分を褒められる」ということを書いてみませんか?と、提案しました。

最初は、なかなか書くことが思い浮かばず、「また友達とけんかしちゃった」「こんな失敗しちゃった」と、ダメな部分ばかりが浮かんでしまいます。

でも、「〝ダメなことを書く〟欄はないんだよ、なるべく楽しかったことを書いてごらん」と伝え続け、少しずつWさんは記録を続けていきました。

書いた物は残ります。そして、それを読み返すと、「ああ、こんなにいいことがあったんだな、がんばってるんだな、私も」と思えます。

次第にWさんは、自分のことをあまり責めなくなっていきました。

たとえ「うまくいかない」ときがあっても

このように、少しずつ自己支援を進めていけばよいのですが、残念ながら、そのすべてがうまくいくというわけではありません。「これをやれば必ず成功する」というものではないことも、心に留めておいてください。

人によって、この方法は自分に合っていたけど、これはどうも続かない、効果が出ない、ということもありますし、なかなかそう簡単に物事は解決しないものなのです。

例えば、ダイエットについて考えてみてください。次から次へと新しいダイエット法が出てきて、話題になるのはなぜだと思いますか?

それは、うまくいかない人のほうが多いからではないでしょうか。効果がないから、じゃあ次はどうだろう?と新しいものに目がいく結果、ハウツー本が次々と売れる。

でも、一つひとつの方法は間違いではないはずです。少なくとも、その本を書いている人は、成功しているわけですから。

あなたが2人目の成功者になるかもしれないし、ならないかもしれない。結局は、自分に合う方法かどうかということです。

これと同じで、何かを試してみてうまくいかなくても、どうか、そこで落ち込まないでください。障害のあるなしにかかわらず、人はうまくいかないときがあるから、努力し続けるのです。

「この方法でうまくいかないなら、次はこっちの方法でやってみよう」と挑戦し続けるうちに少しずつ進化していく。誰もがそうやって次に進んでいくものではないでしょうか。

僕たちはやっぱりうれしい結果が欲しいのだけど、実際すべての結果がいっぺんに手に入ってしまったら、そこで成長は止まってしまうようにも思うのです。

いつかたどりつく、と気長に休み休み登りながら、到達したかなと思えば、また高い山が見えてくる……。

でも時折、自分が来た道を振り返って「よく登ってきたよな」「偉いな」と思えたら、またがんばれる。そうやって、ちょっとずつ登っていけたらいいですよね。

5

周りの人に働きかけてみよう

小さなヘルプをお願いする

日常でうまくいかないことについて、自分でできることを工夫していくのも大事ですが、ひとりで解決するのが難しい場合、周りにいる人に**「お願いをする」「説明をする」ことができると、もっとうまくいく**こともあります。

例えば、おしゃべり好きでとにかく場を盛り上げるのは得意。飲み会も大好き。でも、忘れっぽくて約束するのが不安なら、こうしてお願いしてみます。

「じゃあ、しあさってに飲みに行こうよ」と言われたら、「ごめん、僕は3日後の約束は覚えている自信がないから、前日にもう一度言ってくれる?」「当日、電話で起こしてくれたら助かるんだけど……」というふうに、相手に働きかけてみるのです。

「なんで自分でなんとかできないの？」と言われたら、「覚えておくのが苦手で……」「忘れっぽくて、迷惑をかけちゃったことがあるんだ」などと相手に理由を率直に説明します。

初対面の人だと戸惑ってしまうかもしれませんが、ある程度関係が築けている相手なら、**「まあ、そういうやつなんだな」**とわかってもらえます。

そうして約束の日にちゃんと行くことができれば、お互い気持ち良く会うことができます。あなたは得意のおしゃべりで相手を大いに楽しませることでしょう。

いずれは自分ひとりで何とかしなくちゃ、と思う必要はありません。ほんのちょっと相手に協力してもらえばうまくいくなら十分ですよね。

相手とギブアンドテイクの関係作り

このように、人に何か協力を求めるときにとても大事なのは、「やってもらう」

「やってあげる」という一方通行の関係ではなく、フィフティフィフティで互いに何かを受け取り合う関係であるということです。

「自分も誰かの役に立っている」「喜ばせることができる」と思えるから、相手にも気軽にお願いができるわけで、そうでなければ、「いつも自分ばかり迷惑をかけている」というふうに、罪悪感に陥ってしまうかもしれません。

相手のほうも、お願いされるばかりだと、なんとなく負担に思ってしまうかもしれませんよね。

僕の友人のIさんはAD／HDと判断されていますが、周囲にはIさんを慕うサポーターがたくさんいます。Iさんの周りになぜ人が集まるのか。

それは、Iさん自身の茶目っけのある魅力的な人柄や、社会への貢献度の高さなど、いろいろありますが、その大きな要素は、「Iさんが**周りの人たちを大切に思いやり、そのことをさまざまな形で伝えている**」ということだと思います。

もらうばっかり、もらって当然ではなく、「あなたのこのメールのおかげで忘れずにすんだわ、ありがとう」と相手を立て、感謝の気持ちを言葉にしたり、旅行に行けばお土産を買ってくるなどこまめに気を遣ったり、私はこういうことであなたに協力するねとIさんは声をかけます。

そういう感謝の思いや気配りが、周囲にポジティブに受けとめられているということなのだと思います。

「僕はこういうところが苦手・私はこういう障害があるので、支援をしてもらわないと……」というばっかりになってしまうと、それは、言い訳になってしまい、周囲とあまり良い関係を築くことができません。

「私はこういうところが苦手なんです」

「うんわかった。じゃあ、何が得意なの？」

「私はこういう作業が得意です」

「そうか、じゃあそれをお願いするよ」

というように、弱点や特性が、互いを理解し合う名刺のようになればいいなと思います。

6 どうする？　カミングアウト

「実は私は、発達障害があります。」

周囲に協力をお願いしたいと思う人の中には、自分に発達障害があることを周囲にちゃんと伝えたい、カミングアウトした上で自分のことを理解してもらいたいと思う人もいることでしょう。

しかし、それには**「カミングアウトをすると、どのようなメリットがあるか」**ということを逆算して、慎重に検討する必要があるのも事実です。

カミングアウトをしたときの周囲の反応は、さまざまです。

「そうか、じゃあ私たちもあなたの障害のことをもっとよく知って、協力していくよ」

と前向きに受け取ってもらえる場合もあれば、「それなら、職場を変えたほうがいいんじゃないの？」と、かえって立場が悪くなってしまうこともあります。**伝えたことで、知った人たちは距離を取ってしまうのか、もしくは、受け入れてくれるのか。**伝えたあとのことを予想して、身近な人とも相談しながら、よく考えたほうがよいでしょう。

周囲の理解を正しく得ようとする以外に、あえてカミングアウトしないほうが生きやすいという場合もあります。

ある人は、偏見を恐れ、自分が発達障害であることをカミングアウトしないことを望み、うつ病で病院にかかっていると上司に伝えました。そして、人前に出る仕事には自信がないので、バックヤードで仕事をさせてほしいと頼みました。

すると、たまたまその上司がうつ病の治療歴のある人だったので、「その辛さ、僕にもわかるよ」とわかってくれて、配慮をしてくれたのです。

会社の保健師さんには、内々に、実は彼はアスペルガー症候群なのだけど、今カミングアウトしても誤解を招きそうだし、彼にとって不利な結果になりそうなので、うつ病の症状があっての状態だということでサポートをお願いしました。

このように、**カミングアウトをせずに、自分の苦手さへの理解を得る方法もあります。**自分の生活の場を生きやすくするにはどうしたらよいのか、その方法は、その人の特性や取り巻く環境、考え方によってさまざまです。自分にとって良い選択は何なのか、じっくり考えた上で判断することをお勧めします。

「障害」でなく「私」を伝えよう

そして、もしカミングアウトすると決めたら、ポイントとなるのは、**「相手に何をわかってもらいたいのか」**ということです。

「アスペルガー症候群だということを知ってもらいたい」のか、「私のこういうところをもっと活かしてくださいと訴えたい」のか、もしくは、「もうちょっとこういうところを支援してくださいというお願いをしたい」のか……。

これは、あなたが何を求めているのかによって、その伝え方も変わってきます。

もちろん、それによって周囲の人の反応も大きく違ってきます。

ちょっと気をつけたいのは、**「カミングアウト=障害の説明」となってしまい、そのことに一生懸命になってしまう場合がある**ということです。

どういうことかというと、例えば、

「私は、相手に失礼なことを言ってしまうことがあります。それはアスペルガー症候群だからなのです」

「私は、急な予定変更が苦手です。アスペルガー症候群だからです」

「私は、複数のことを同時に作業することができません。それは、アスペルガー症候群の症状なのです」

「アスペルガー症候群というのは……」

というように、自分の言動を障害の説明にすり替えてしまうということです。これは、言動を症状に言い換えただけです。

本来は、

「失礼な発言が多くて申し訳ないけど、悪意はないんです」

「緻密なルーティン作業は得意です。是非、任せてください」

「電話対応が苦手なので支援してほしいです」

と言ったほうが理解と協力を得やすいはずです。

わかってもらいたいのは、症状の説明ではなく、「あなた」なのです。自分のことを相手に知ってもらうことが大切だということを、今一度思い出してください。

「伝えて終わり」「聞いて終わり」にならないために

実際カミングアウトをしても、「カミングアウトをしたい人のニーズ」と、「カミングアウトされた側のアウトプット」がずれてしまっているとうまくいかないことになります。

つまり、**「こういうことをわかってほしい」**という当事者の思いと、**「障害があることはわかったけど……、じゃあどうすれば？」**という周囲の思いが一致せず、平行線のままだと、せっかく伝えても解決につながらないということです。

カミングアウトしたほうからすると、「せっかく決心して、ここまで正直に伝えたのに、どうしてわかってくれないんだろう」というふうに、そのずれが次第に怒りに変わっていってしまうこともあります。

一方、聞いた側は、障害のことを知る・知らないに関係なく、「あの人が原因で職場のみんなが困っている状況は変わらない」という思いがあるのかもしれません。

もちろん、当事者ではないので、本当のところでの理解は難しいということもあると思います。

互いが「困っている」具体的なことをわからないと、話は進んでいきません。

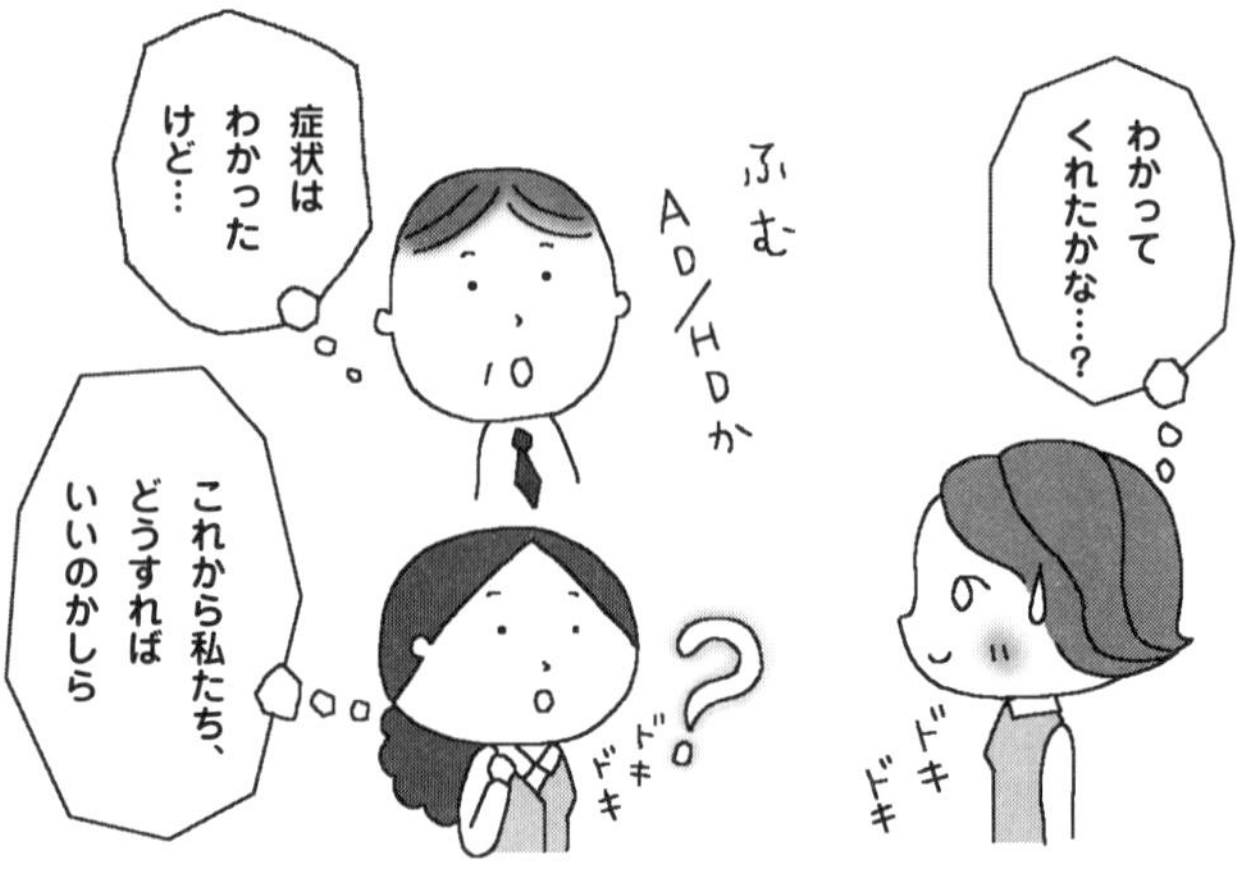
わかってくれたかな…?
ドキドキ
ふむ
AD/HDか
症状はわかったけど…
これから私たち、どうすればいいのかしら
ドキドキ

お互いに**解決したいのは、「発達障害かどうか」ということではなくて、「仕事の状況や生活で困っていることをどうしていくか」ということ**なのです。「その状況」を変えていくためにどういう工夫ができるだろう?ということを、両者が一緒に考える必要があります。そうでないと、「伝えて終わり」「聞いて終わり」となってしまいます。

周囲の人が「あなたのそのつまずきと、周りにいる私たちが困っていることをつき合わせて、何をどう変えていったらよいかを考えていきましょう」というふうになって初めて、カミングアウトの意義が出てくるのではないかと思います。「カミングアウト」は問題解決のゴールではなく、相手と課題を共有するスタートになるものなのです。

7

1人でも味方がいれば心強い

すべての人がわかってくれなくても大丈夫

先のように、職場などで周囲の人に発達障害をカミングアウトするのも一つの方法ですが、しないという選択肢も一つの方法です。ただし、誰にも話さず自分の胸だけにしまい込んでおく、というのもどうでしょう。

自分の特性に悩む人、生きづらさを抱えている人は、日々さまざまな困難に直面し、心が折れてしまいそうなこともあるかもしれません。

人はみんな、ひとりでがんばり続けることはできません。僕自身、日々、誰かに支えられて生きていることをつくづく実感しています。

たった1人でもいい、味方がいれば、それは自分を一歩前に前進させるパワーになります。

親やきょうだい、パートナーや友人、学校の先生、先輩や同僚……。

1人でも「あなたのことを見捨てない、あきらめない」という人がいれば、どんなに心強いことでしょう。**何人もの人を敵に回しても、その人に「大丈夫だよ」と言われれば、「うん、大丈夫だ」と思えるもの**です。

わかってくれる人はきっといます。そういう味方を作り、もし周りに理解者がいればその人を大事にして、ひとりで悩みを抱え込まないでほしいと思います。

●たった1人の応援が大きな助けに

理想的なのは、特性も含めて自分のことをよく理解してくれる人。自分の状況や、とるべき行動の通訳・代弁を気兼ねなくお願いできる関係の人です。

例えば、会社でうまくいかないことがあってイライラしており、この状態だとトラブルを起こしかねないなと自分で予想がついたとき。

「今、ちょっと僕はイライラしていて、焦ってしまって不要なことを言うかもしれません。少しの間、外に出てクールダウンしてきてもいいでしょうか」とことわり、席を離れます。

そして、自分が信頼する人に連絡を取り、**「今、こういう状況なんだけど、どうしたらいいと思う?」**と相談してみます。

すると、「まずは、冷静になることだよ」「上司に、静かな場所で僕の話をちょっと聞いてもらえますか?とお願いしてみたらどうだろう?」「あなたは話すと混乱してしまうから、話したい内容をリストアップして、書いたものを示してごらん」などと、対応のヒントが得られるかもしれません。

あるいは、「あなたが出るとケンカになってしまうかもしれないから、僕も一緒に手伝おうか」と協力してくれたり、「彼は、今こんなふうに感じているんです」と、気持ちを通訳してくれるような理解者が社内に1人でもいると、心強いですね。

「こんな人になりたい！」モデルを探そう

また、「この人の生き方に憧れる」「こんなふうになりたい」というように、自分のモデルとなるイメージ像を持つというのも、生きる大きな支えとなります。

例えば、「坂本龍馬のように生きたいんだ」と思って、自分のモデルにしてみるというのもよいと思います。

竜馬の生き方を学び、**「こういうことは、さすがに自分はしないかな」**とか、**「竜馬はこういう逆境でも自分を信じてきたのだから、自分もがんばって乗り越えていこう」**というように、竜馬の生き方をモデルに、自分の生きる道を探していくのです。

発達障害の診断を受けると、「私はＡＤ／ＨＤだから、ここに気をつけて生きていかなくちゃ」などと、どうしても診断名に囚われて自分を狭く考えがちです。

でも、障害の有無に関係なく、自分がどんな人になりたいのか、という大きな視点を持つこともとても大切です。

自分を、「AD／HD」に当てはめるのか、それとも「坂本竜馬のように生きたいんだ」という目標を持つのか、といったら、後者のほうがずっと前向きで、目標もはっきりしてくるのではないでしょうか。

そのために、ぜひモデルとなる人物を見つけてみてください。もちろん、有名人や歴史上の人物じゃなくても大丈夫です。親戚のおじさんや、職場の上司など、「こんなふうになりたい」という身近なモデルも素敵な人々です。

8

今より生きやすい場所が見つかることも

異動、転職。たちまち仕事がスムーズに

自分をごまかしたり、弱点をさらけ出しながら生きるだけではとても辛いですよね。僕は、長所が認めてもらえて、自分らしく生きられるというのが、望ましい生き方だと思います。

人はそれぞれものさしが違うので、歩いている道やその歩き方もいろいろです。とくに、発達障害のある人は、凸凹を強く持っているため、周囲の人と行く道や歩み方が大きく違うかもしれません。

ですので、もし**「今いる場所が自分にとって違うんじゃないか」「もっと自分に**

合う場所があるかもしれない」と思うなら、環境を変えるというのも、一つの方法です。

ＰＤＤ傾向のあるＪさんは、人と一緒に仕事をすることにフラストレーションを感じていました。自分のやるべき仕事より、どうしても周りの人のことが気になってしまい、「なんであの人はこれをやらないんだろう？」「あれは自分がやる予定だったのに……」などとイライラして、人とぶつかってしまうのです。

相談室で一緒に話をしていくうちに、Ｊさんは「俺はひとりが楽なんだ」ということに気づきました。そして、診断書を持参して「ひとりの仕事にしてください」と上司にお願いし、夜勤で装置の管理をする部署に異動しました。するとＪさんは、落ち着いて仕事がきちんとこなせたといいます。

壁にぶつかったとき、それを乗り越える力を新たに獲得するか、その壁を低くするか、もしくは壁を越えようとしないで別の道を歩き始めるか。いくつかの選択肢があります。どれが正解ということはありません。

今自分がいる環境で周囲に理解を求めるのが難しいという場合は、自分が新たな一歩を踏み出したほうが案外近道だった、ということもあるのかもしれません。

ひとりで悩まず誰かに相談

異動や転職を考える場合は、周囲の人ともよく相談しながら慎重に検討していきたいところです。ただ、周囲に相談する人が誰もいない、どうすればいいのかわからない、という場合は、専門の窓口を利用してみるのも一つの方法です。

発達障害のある人の就労支援は、ようやく始まったばかりで、まだまだ潤沢なサービスとまではいかない面もあるかと思いますが、実際にどんな相談先があるかを知っておくと、困ったときの助けになります。

発達障害者支援センター

発達障害児（者）への支援を総合的に行うことを目的とした専門機関です。各都道府県・指定都市、または都道府県知事が指定した社会福祉法人や特定非営利活動法人などが運営しています。当事者とその家族が豊かな地域生活を送ることができるように、保健、医療、福祉、教育、労働などの関係機関と連携し、地域の支援ネットワークを構築しています。当事者とその家族からの相談に乗ったり、助言を行ったりしており、地域によって、それぞれその支援内容に特徴があります。
HP＝http://www.rehab.go.jp/ddis/ 相談窓口の情報/

●ハローワーク

就労支援として、専門のチューターを置き、発達障害のある人が相談できる窓口を設けている地域があります。

その他、**親の会**、**当事者の会をはじめとする団体**や**NPO法人**などが全国にあり、インターネットで情報発信を行っているところも多くあります。こうした中から、就労のヒントを得たり、相談し合える仲間を作っていくことも大きな支えになります。
また、今後、**大学の就職支援課**や、**企業の人事・産業医**などの理解が進むことで、発達障害の人やその可能性のある人への理解と支援が厚くなることが望まれます。

第3章

毎日の「困った!」はこうして解決

仕事、プライベート。工夫できることはいっぱい！

生活のスキルアップを始めよう

この章では、仕事やプライベートの場面において、実際に発達障害のある人が直面しがちな代表的な事柄とその対策について紹介していきます。

そして、その状況の分析や、改善していくための対策——**ちょっとした生活の知恵を活かしたり、自分で工夫をしたりできるようなヒント**——、周囲の人に協力を頼みたい場合は、どんなことを、どのようにお願いするとよいかということを、提案したいと思います。

自分の悩みに近いところから、または周囲の人が同じようなことで悩んでいるというところを参考にして、読み進めてみてください。

注意していただきたいのは、これらはあくまで一つの例であって、すべての人に当てはまるわけではないということです。同じような悩みに見えても、背景にある要因や状況により、その人に適した対策は違ってきます。

また、何か1つの「困った！」という状況には、さまざまな要因が重なり合っていることも多く、「このようなことに悩んでいる人には、この解決法でバッチリ！」とは言い切れません。

あくまでも、ヒントの一つとして読んでいただき、自分の生活術の引き出しを増やしていこう、という気持ちで読んでもらえたらと思います。

本、テレビ、ネット。身近な情報にも注目

また、私たちの周りには、生活を良くするために有効な情報があふれています。

この本で紹介するヒントだけでなく、自分でそのような情報もキャッチし、試していくのもよいでしょう。

例えば、「いかに仕事の効率を上げるか」ということをテーマにしたビジネス書が、今、多く出版されています。これらには、具体的に職場で活かせるヒントがたくさん詰まっています。

「デスク周りの整理整頓の仕方」「ビジネスマナーのコツ」「時間の有効な使い方」「仕事の段取りのつけ方」「書類の整理の仕方」「上司や同僚とのコミュニケーション術」などなど、役立つテーマもいろいろです。

気づいていた方もいるかもしれませんが、こうした本で取り上げる内容は、これまで第1章や2章で述べてきたように、発達障害の人が苦手としている部分ととても重なる部分でもあります。

ビジネス書には、そういった対策が、具体的に、実用的な視点で書かれていますので、大いに参考にできるのではないでしょうか。

また最近は、テレビの情報も見逃せません。例えば最近、NHKで『めざせ！会社の星』という番組が放送されています。僕はこの番組を見たとき、「これはまさに、発達障害のある人にうってつけの情報だ！」と思いました。

予定の作り方や効果的なノートの取り方、電話対応の極意や、自分の強みをどう活かしていったらよいのかなど、その道のプロや現場の社員が教えてくれるのです。

こんな番組を観ていると、困っている度合いは人それぞれでも、けっこう仕事の悩みって誰もが似たより寄ったりなのだなあ、と感じます。その他、ネットなどにも多くの情報が載っています。

「発達障害」だからといって、専門的な知識だけに頼る必要はありません。身近なさまざまな情報も参考に、自分に合ったやり方を見つけていくとよいのではないでしょうか。

CASE 1
遅刻してしまう

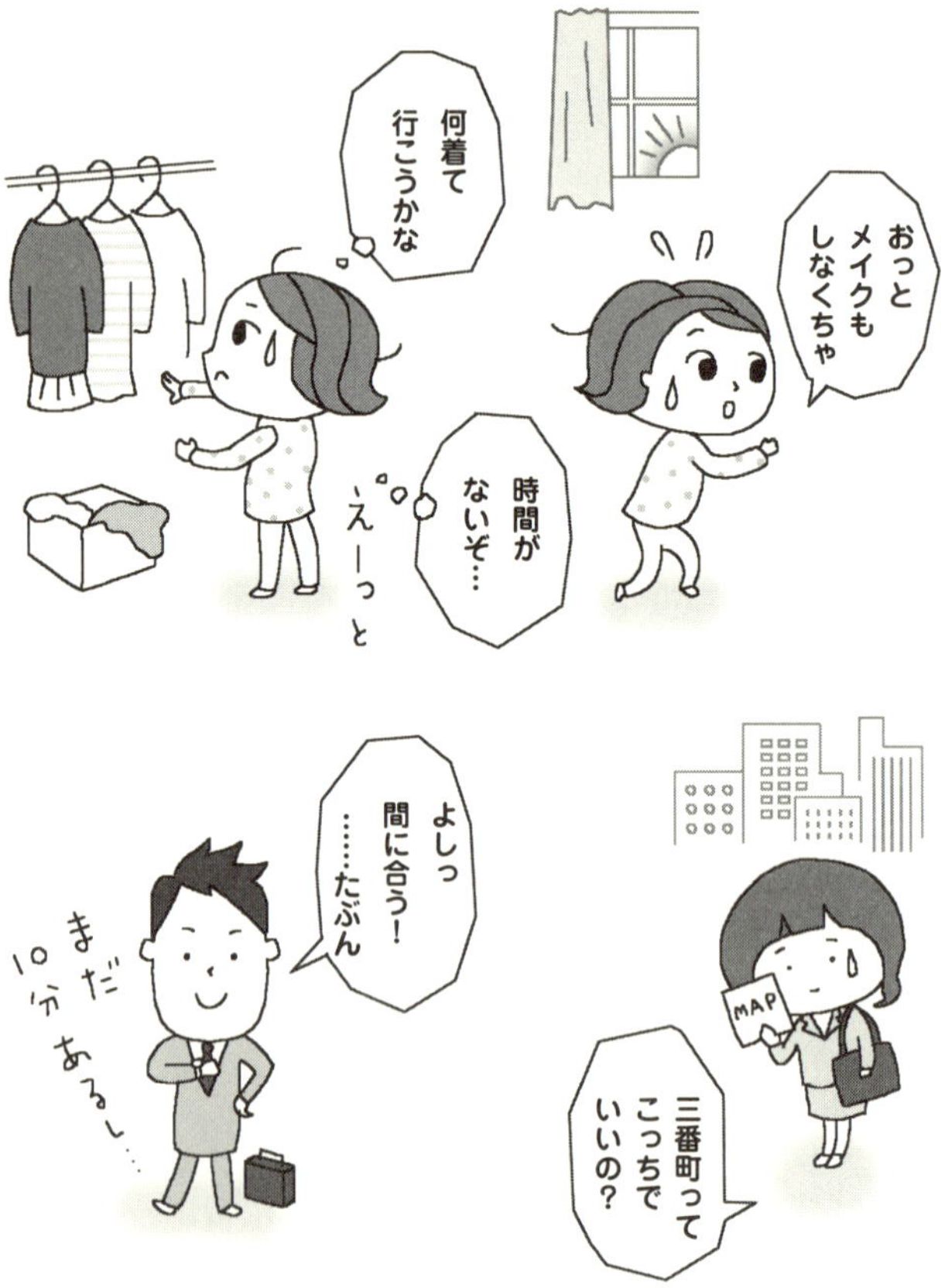

おっと
メイクも
しなくちゃ
何着て
行こうかな
時間が
ないぞ…
えーっと
三番町って
こっちで
いいの?
よしっ
間に合う!
……たぶん
まだ
10分
あるし…
MAP

どうしてこうなっちゃうの？

●場所や時間がわからない！

約束の場所や時間を忘れてしまい、なぜか取ったはずのメモも見つからず、パニックになっているうちに遅刻してしまいます。約束自体を忘れていて、相手から連絡が入って大慌てすることもあります。

●支度に手間取る

必要な物をそろえて、着替えて……と準備をしているうちに、何か物が見つからなかったり、着ようと思っていた服が見つからなかったり、途中でほかのことをし始めてしまうというように、出かけるまでの段取りがうまくいかず、時間通りに家を出られないということもあります。

●目算が甘くて時間ぎりぎりで行動

とくにAD／HDのある人は、なぜか「絶対間に合う」という確信を持っている場合があり、ギリギリに行動しがちです。駅までにかかる時間や電車の乗り換え時間の見通しも甘くなりがちなので、うまく乗り継ぎできず、遅れてしまいます。10分前到着の予定で出発しても、「まだ余裕がある」と新たに立ち寄り先を増やしたり、違うことをし始めてしまったりして、結局間に合わなくなるという人もいます。

●迷子になってしまう

方向感覚がよくなく、道に迷ってしまうという人もいます。間違えて逆の方向に行ってしまったり、ぐるぐる歩いているうちに、自分がどこにいるのかがわからなくなってしまったり……。なかなか目的地にたどり着けません。

●朝起きられない

睡眠のリズムが悪くて、朝起きられずに毎日遅刻する人もいます。決まった時間に眠れなかったり、覚せいレベルが高いために、ちょっとした物音で起きてしまったりで、睡眠が不規則で十分に確保できないことがあります。また、突然夜中に何かに没頭してしまって、気がついたら徹夜してしまい朝になってクタクタ……ということもあります。

こうすれば うまくいく！

身近なリマインダー機能を活用

今、便利な電子機器やＩＴサービスが増えているので、それらを活用するというのも一つの方法です。例えば、携帯のアラーム機能を設定しておく。１つだけだと不安な人は、キッチンタイマーも同時に設定しておくなど、複数用意しておくとよいでしょう。また、さまざまなリマインダー機能を活用するのもお勧めです。例えばパソコンや携帯に予定を入れておくと、その日に音が鳴って知らせてくれたり、時間や場所を電話やメールで通知してくれるシステムがあります。自分で設定が難しいという人は、家族にお願いしてもいいでしょう。自分ひとりでがんばりすぎず、困ったときは「人に聞く」ということも大切です。

身支度の手順をシンプルに

身支度の手順を最小限にし、それをリスト化して壁に貼っておくと、混乱することなく準備ができるかもしれません。また、身支度に毎日使う必需品（歯ブラシ、ドライヤー、化粧品など）は、置き場所を決めておきます。服やかばん、財布など外出に持参する物も、できるだけ１か所にまとめておきましょう。

早めの到着。無理なら途中で待ち合わせ

前もって目的地までの行程をインターネットなどで確認しておきます。それをメモなりプリントアウトして、持参しましょう。ギリギリの時間設定ではなく、10分前に着くように調べる、もしくは時計を10分前に設定して行動するという手もありますが、そのこと自体が自分でわかっていると、かえって気持ちに余裕が出てうまくいかないこともあります。一番確実なのは、途中で誰かと待ち合わせをして、一緒に現地に向かうというように、段階をツーステップにすることです。

迷子になる想定で動く

方向感覚はなかなか鍛えられるものではありません。ですので、克服するよりも、迷ったときにどうするかという対策や予防策を練っておくのがよいと思います。予防策としては、迷うことを想定して早めに出発するということ。また、可能なら待ち合わせの相手に、道に迷うかもしれないことを、前もって伝えておくとよいかもしれません。迷ったら無理をせず、早めに近くにいる人に聞く、聞きづらいようであれば、待ち合わせ相手に連絡し、ナビをしてもらってもいいですね。自分がど

ここにいるかわからない場合は、周囲の看板や標識など、目につく物を相手に知らせると、伝わりやすいかもしれません。

どうしても起きられない場合は、専門家に相談も

朝起きられないという場合、誰かに起こしてもらうようお願いしたり、目覚ましのアラームをいくつか時間差でセットしたりという対策が考えられます。しかし、睡眠障害がある場合は、自分で解決するのが難しいこともあります。睡眠不足が続くとイライラが増したり、失敗経験が増えて落ち込んだりと、よくない状況に陥ってしまいます。自分ではどうにもコントロールできない、深刻だなと思ったら、専門家に相談してみたほうがよいかもしれません。

CASE 2

電話対応がうまくいかない

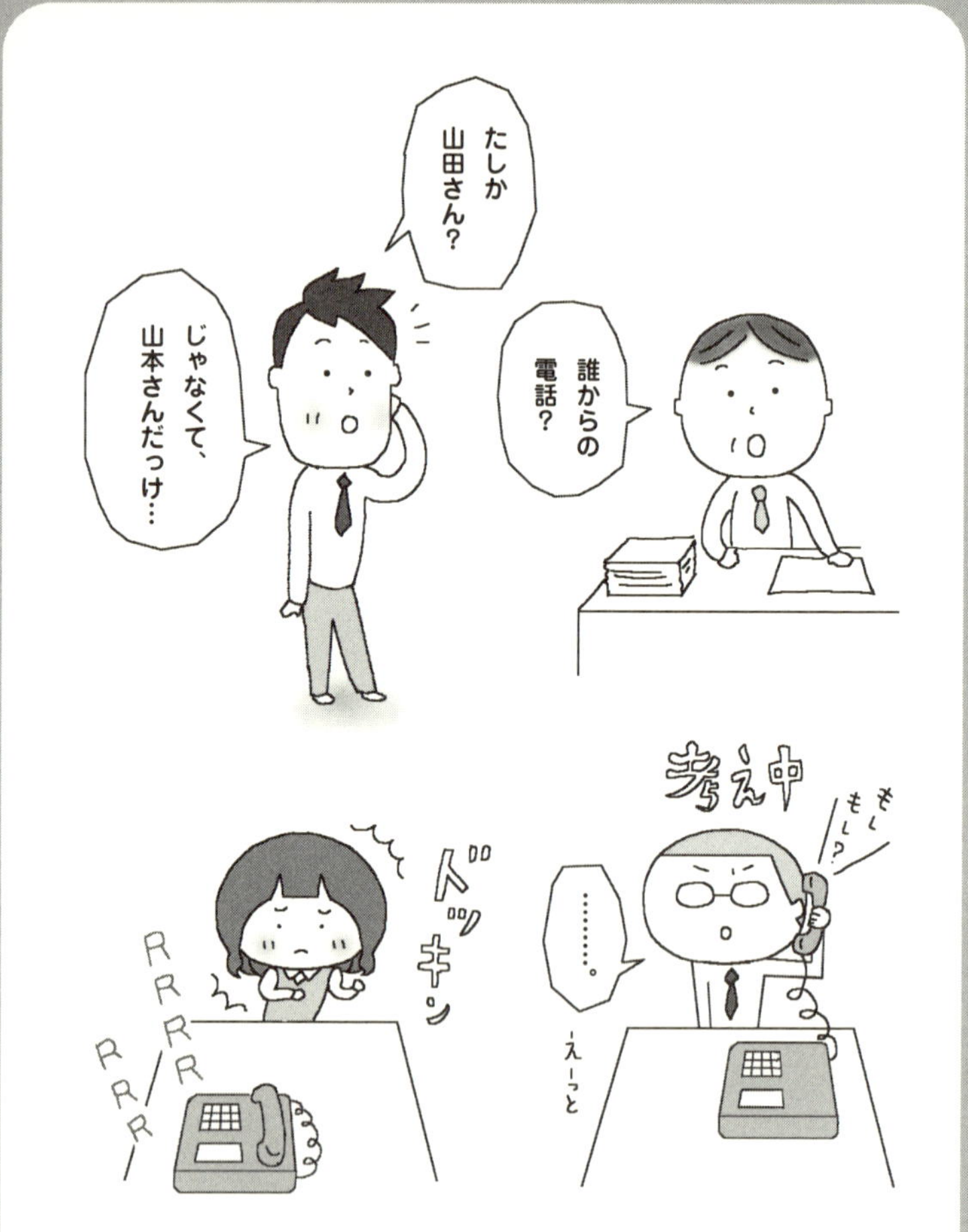
誰からの電話？
たしか山田さん？
じゃなくて、山本さんだっけ…
考え中
もしもし？
………。
えーっと
ドッキン
RRRRRRRRR

どうしてこうなっちゃうの？

●2つのことを同時に進められない

①電話の話を聞きながら②メモを取るという、2つの行動を同時にするのが難しい人もいます。話を聞くときは、「そうですよね、はい、はい……」と一生懸命聞いているのですが、メモを取ることはできず、電話で話した内容もおぼろげに……。上司に「今のは誰だったの？」と聞かれても、「えっと、えっと……山田さん？　山本さんかな？　誰だっけ？」となり、「どういう用件だったの？」と聞かれても、「うーん、……わかりません」。結局「メモを取っていないのか!?」と怒られてしまいます。メモを取るようにすると黙ってしまい、相手に「聞いてます？」と尋ねられる、聞いたことを手際よくまとめてメモできない、落書きのようなメモで終わってしまうということもあるようです。

●想定外のことに対応できない

急に想定外のことを言われたときに、対応するのが苦手という人もいます。思わずトンチンカンなことを言ってしまったり、考え悩んで黙り込んでしまったり……。「何を黙っているんだ！」と相手に怒られてパニックになり、思わず電話を切ってしまい、その後は怖くて、なかなか電話が取れなくなってしまうこともあります。緊張のあまりに自分をシャットダウンして、職場で寝てしまったという人もいました。私はこれを勝手に逃避型睡眠と呼んでいます。

●つい感情が抑えられなくなる

相手以上に怒ってしまうという人もいます。お客さんからのクレームに、ついカッとして、「どうしてそんなことわからないんですか!」「あなたの使い方が悪いんじゃないですか!?」などと感情的になってしまうのです。一生懸命対応しているから感情も高ぶるのですが、会社の電話対応としては望ましくないということで、問題になってしまいます。

こうすればうまくいく!

対応フォーマットを決める

電話対応用のシンプルなフォーマット用紙を作成して手元に置くか、目につくところに貼ってお

月　　　日　　　時　　分

相手の会社名

氏名

話の内容

今後の対応

□折り返し電話　　　時　　分　までに

電話番号

□上司と相談　　　□これで終了

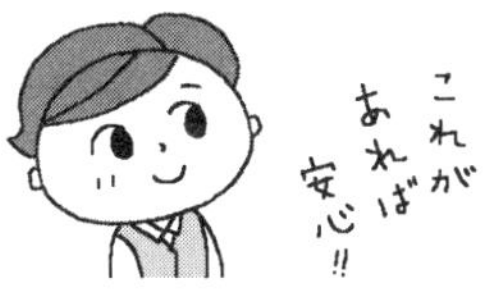

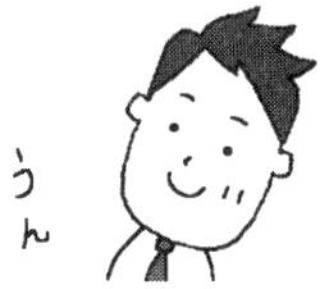

くと、ヌケ・モレなどが減ることがあります。例えば、相手の名前・所属の項目を設けておき、そこは必ず埋める。その上で、相手の要件を聞きます。同僚や家族などを相手に、やりとりを練習するのもよいでしょう。

いったん電話を切って周囲に相談

相手の話す内容が、自分にはよくわからない、判断がつきかねるといった場合は、慌てて返答する必要はありません。「その件については、確認いたしまして後ほど折り返します」と言って、いったん電話を切ります。その後急いで内容を同僚や先輩に伝えて、どうすべきか相談しましょう。

混乱してきたらクールダウン

焦ってパニックになると、判断力が鈍ります。そんなときに無理に話を聞いて、考えて、メモして……と同時並行的に対応しようとしても混乱する一方です。そういうときは、相手に了解を求めていったん電話を切り、頭の整理をしてください。必ず冷静さを取り戻してから、かけ直しましょう。感情的になってしまったなら、トイレへ行く、お茶を飲むなど、気分転換をして気持ちをリセットしてからかけ直せるといいですね。

CASE3

仕事の段取りが苦手

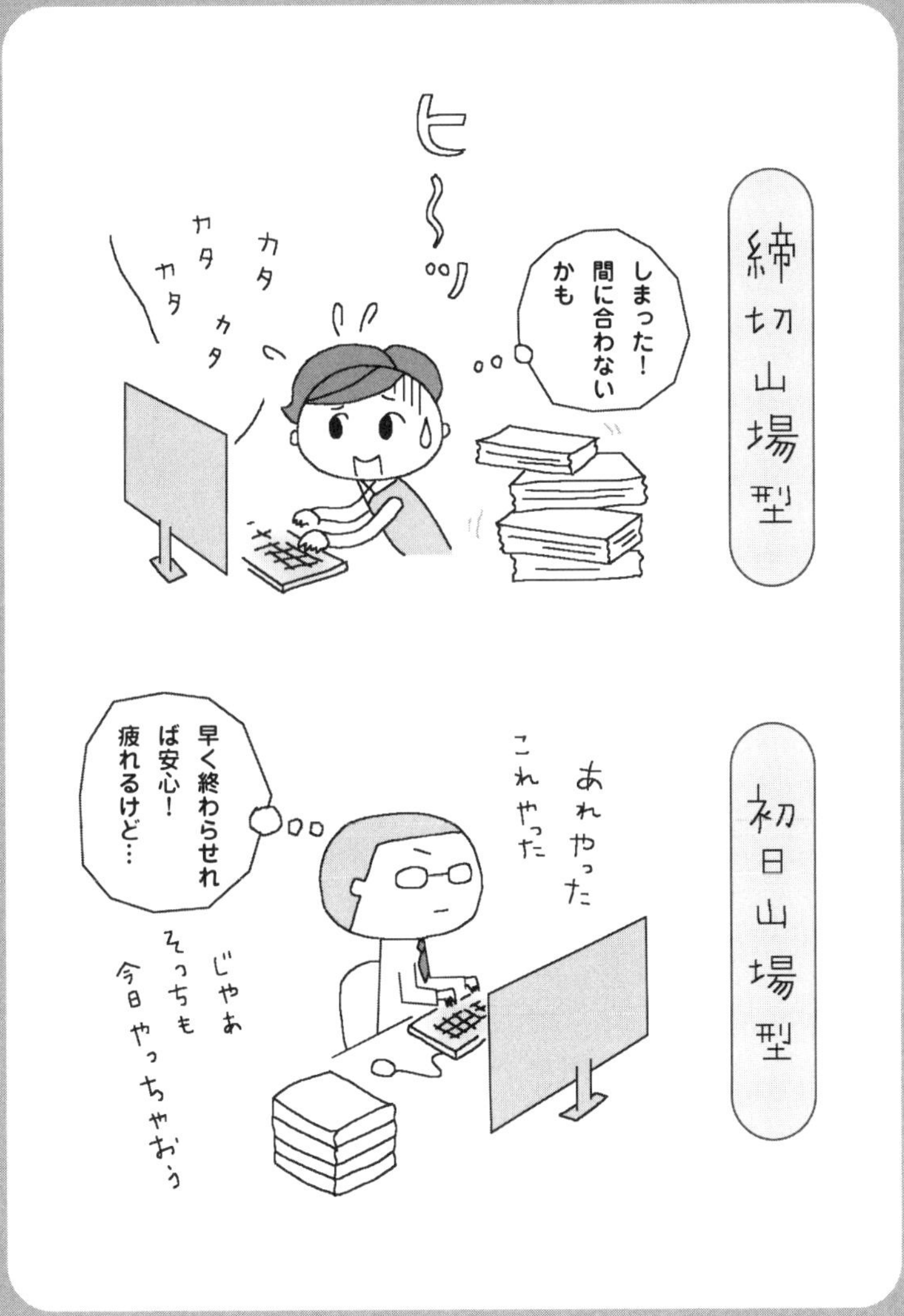
締切山場型
しまった！間に合わないかも
ヒ〜ッ
カタ
カタ
カタ
カタ
初日山場型
あれやった
これやった
早く終わらせれば安心！疲れるけど…
じゃあ
そっちも
今日やっちゃおう

どうしてこうなっちゃうの？

●作業の優先順位がつけられない

朝から「これをやろう」と思ったらとにかく終わるまでやり続け、その日の残りすべての仕事が滞る、一番重要な仕事が終わらない、という事態に陥りがちです。どれが重要な作業か見極めがつかないため、「こっちは後回しでいいから、あれを優先しよう」といった切り替えもうまくいきません。

●見通しが甘く、先送りにしてしまう

とくにAD／HDのある人の場合、見通しを持って計画を立て、それを実行するのが苦手ということがあります。また、ポジティブさが裏目に出てしまい、アバウトな目算で「なんとかなるさ」と思い込んでしまいます。結局、やってみたら全然時間が足りない、先送りにしてしまって、ほかのことをやっているうちに忘れてしまう、ということになってしまいます。

●完璧にやろうとしすぎてしまう

PDDのある人の場合、「完璧にやらなくては」という思いが強く、それが大きな負担になることがあります。夏休みの宿題にたとえると、先のAD／HDの人は「8月31日にやればなんとかなる」と、先送りするラストスパート型なのと対照的に、PDDの人は前のめりに凝縮してしまう傾向があります。「夏休みはこれだけ期間があるんだから、ゆっくりやったら？」と言われても、明日以降どうなるかわからないという不安があり、「今日やらなきゃだめなんだ！」と、泣きながらでもがんばってしまう、初日山場型なのです。

こうすればうまくいく！

1日のマイ時間割表を作る

1日の時間割表を作って、「何時までに何をすればよいのか」といったことがひと目でわかるようにしておきます。その日1日の仕事の流れを書き込んで、そのスケジュール通りにこなしていきます。こうしてすんだものから塗りつぶしていくと、「今、どこまでやったのか」もわかり安心です。決めた時間内で終わらなくても、時間がきたら次の作業に移り、残りは明日に回すなど、スケジュールを作り変えていく練習もしてみるといいかもしれません。

長期の仕事の段取りは上司と相談

数週間、あるいは1カ月にわたる大きな仕事は、その仕事専用のスケジュールを作るのが基本です。間際になって焦ったり、最初から無理をしすぎないためには、締切日から逆算して計画を立てていきます。上司や同僚などに相談しながら「1日あたりの作業量はだいたいこれくらい」とか、「何日までにここまでやれば間に合う」などと、中間の締切を決めていくとよいでしょう。途中で計画より仕事が遅れそうなら、早いうちにアドバイスをもらうようにするとより安心です。

作業時間を目算する

「この仕事は、どのくらいで終わるか」を予測し、実際にその時間でやってみます。それで時間が足りなければ、見通しが甘かったということなので、「じゃあ、あとどれくらい時間を割けばできるだろう?」と再検討をしてみます。こういうトレーニングの繰り返しで、「このくらいの仕事だったら、だいたいこれくらいの時間でできる」と経験値も上がってきます。そうすると、次第に正しく見通しがつくようになり、予定の作り方も上手になってきます。

2011年　5月20日（金）

9：00	~~朝礼、メールチェック、時間割作成~~
10：00	~~A社企画書　仕上げ~~
11：00	~~B社企画　アイデアを練る~~
12：00	ランチ　山本さんと
13：00	B社プレゼン資料作成
14：00	~~社内全体会議の資料準備~~
15：00	~~社内全体会議~~
16：00	~~議事録作成~~
17：00	退社
MEMO	B社のプレゼン資料　残りは明日 先輩に相談済み！

終わったら線で消す！

①たとえ時間内に終わらなくても、次の仕事に移る！

②残った作業は、明日に回すなど、上司や先輩に相談！

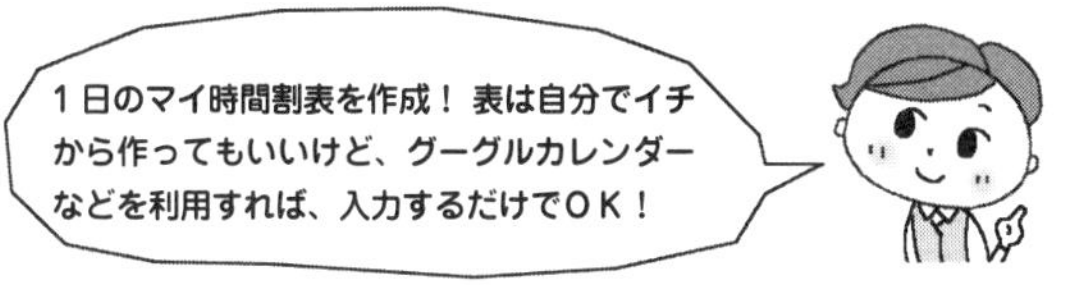
1日のマイ時間割表を作成！ 表は自分でイチから作ってもいいけど、グーグルカレンダーなどを利用すれば、入力するだけでOK！

CASE4

急な変更でパニック

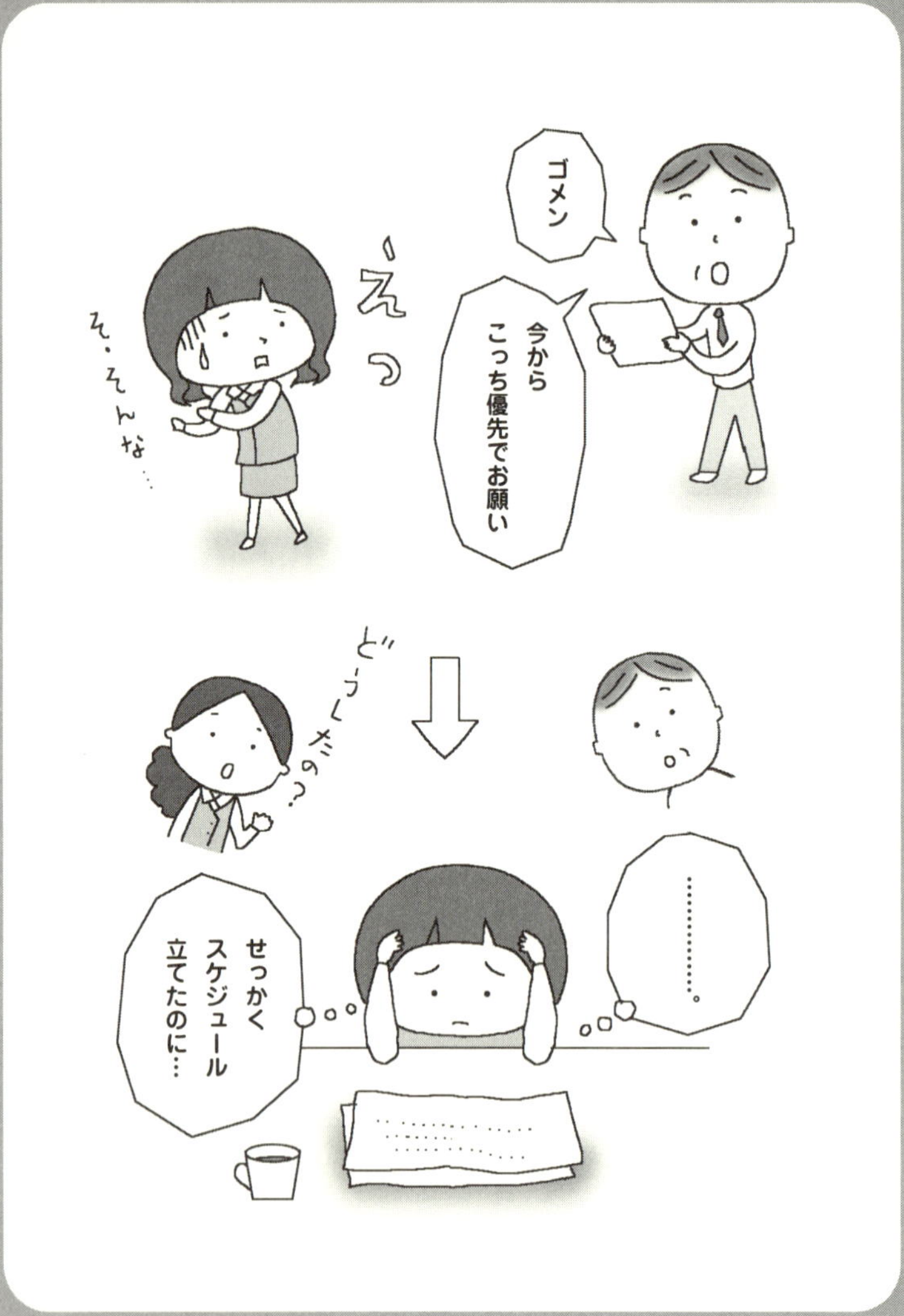

どうしてこうなっちゃうの？

●毎日が不安でいっぱい!?

とくにＰＤＤのある人は常に不安と緊張を抱えており、ギリギリの状態でがんばっている場合があります。作業の行程を「最初はこれ、次はこれ、その次は……」というように、１つの流れのまとまりで覚え、そのパターンに沿って行動することで安心感を得ているところがあるのです。そのため、「こういう流れで作業するつもり」だったのが突然変更になると、慌ててしまい、その日一日気持ちが切り替えられなくて、結局それ以降のすべての仕事が中断してしまうこともあります。

こうすればうまくいく！

周囲の人に理解してもらう

悪気がないことを知っておいてもらうためにも、自分は急に予定が変わると混乱してしまうことを、周囲とくに上司に理解してもらうことが大切です。「きちんとしないと落ち着かないので」と不器用な性分であることをわかっておいてもらいましょう。

予定変更を目に見える形で整理

自分の作業について時間割表を作り（作成例は145ページ参照）、予定の変更があったときは、その変更分をブロックで移動させて新しい予定をそこにはめこむというように、目で見て新しい流れがわかるようにすると、見通しを持ちやすくなり、何をしたらよいのかの判断がしやすくなります。

予定の一部を　入れ替えるだけ！

13：00	ミーティング
14：00	D社売上チェック
15：00	見積書作成
16：00	E社資料作成
17：00	退社
MEMO	

13：00	ミーティング
14：00	見積書作成
15：00	D社売上チェック
16：00	E社資料作成
17：00	退社
MEMO	

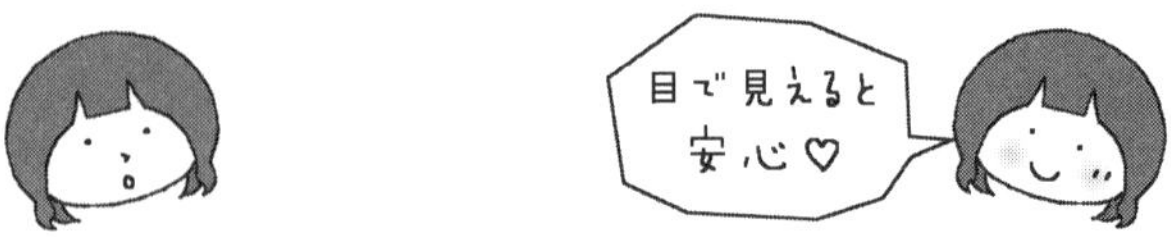

CASE5

仕事に集中できない

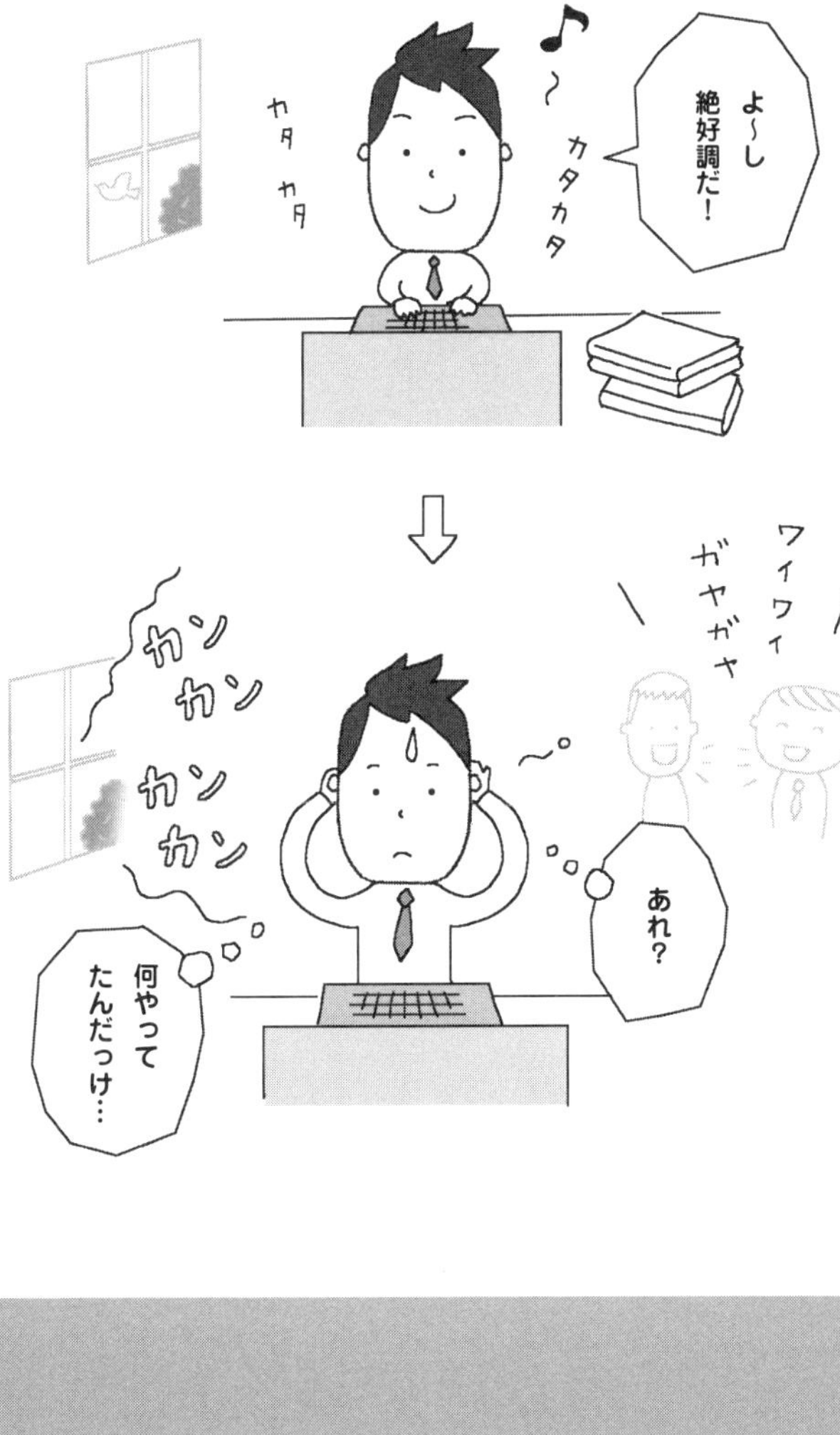

どうしてこうなっちゃうの？

●いろいろな刺激に敏感

音や目に入るものなどの刺激に対して非常に敏感で、ちょっとしたことでもすぐに反応してしまい、気が散って作業が滞ることがあります。また、集中の糸が切れて、せっかくひらめいたアイデアなどを忘れてしまうといったことも起こります。

●作業中に違うことを考えてしまう

毎日やる決まり切った作業なのにヌケやモレが多い人もいます。いろいろなことを思いついて、意識がそちらにいってしまい、ボーッとなったり、違うことをやり始めたりしてしまうのです。結果的に、なかなか1つの業務を遂行することができません。車の運転で事故を起こしやすいという人もいます。

こうすればうまくいく！

できるだけ刺激をシャットアウト

作業中に刺激がなるべく入ってこないように、デスク周りは必要なものだけ置いて、掲示物なども取り除き、なるべく環境をシンプルにします。もし可能であれば、パーテーションなどを使って、仕切りを作るのもよいでしょう。ここはどうしても集中したいというときは、周囲の人にことわって、耳栓をしたり、自分が集中しやすい音楽をイヤホンで聞くなどもよいかもしれません。

録音機材を持ち歩く

何かアイデアを思いついたり、重要なことを考えていても、中断されると忘れてしまうという場合は、録音機材を利用するのも一つの手です。最近のICレコーダーは小さくて持ち歩きやすいですし、携帯電話の録音機能を利用してもよいでしょう。

やるべきことを目に見える形でチェック

ある人は、自分が毎日やっている作業手順を1枚1枚のカードに書き、何かするときはそのカードを行程順に並べ、終わった作業のカードを箱に収めていく、という工夫をしていました。そうすれば、残っているカードについてはまだやっていない、ということが一目瞭然で、ヌケやモレが出ずにすむわけです。

CASE6
片付けられない

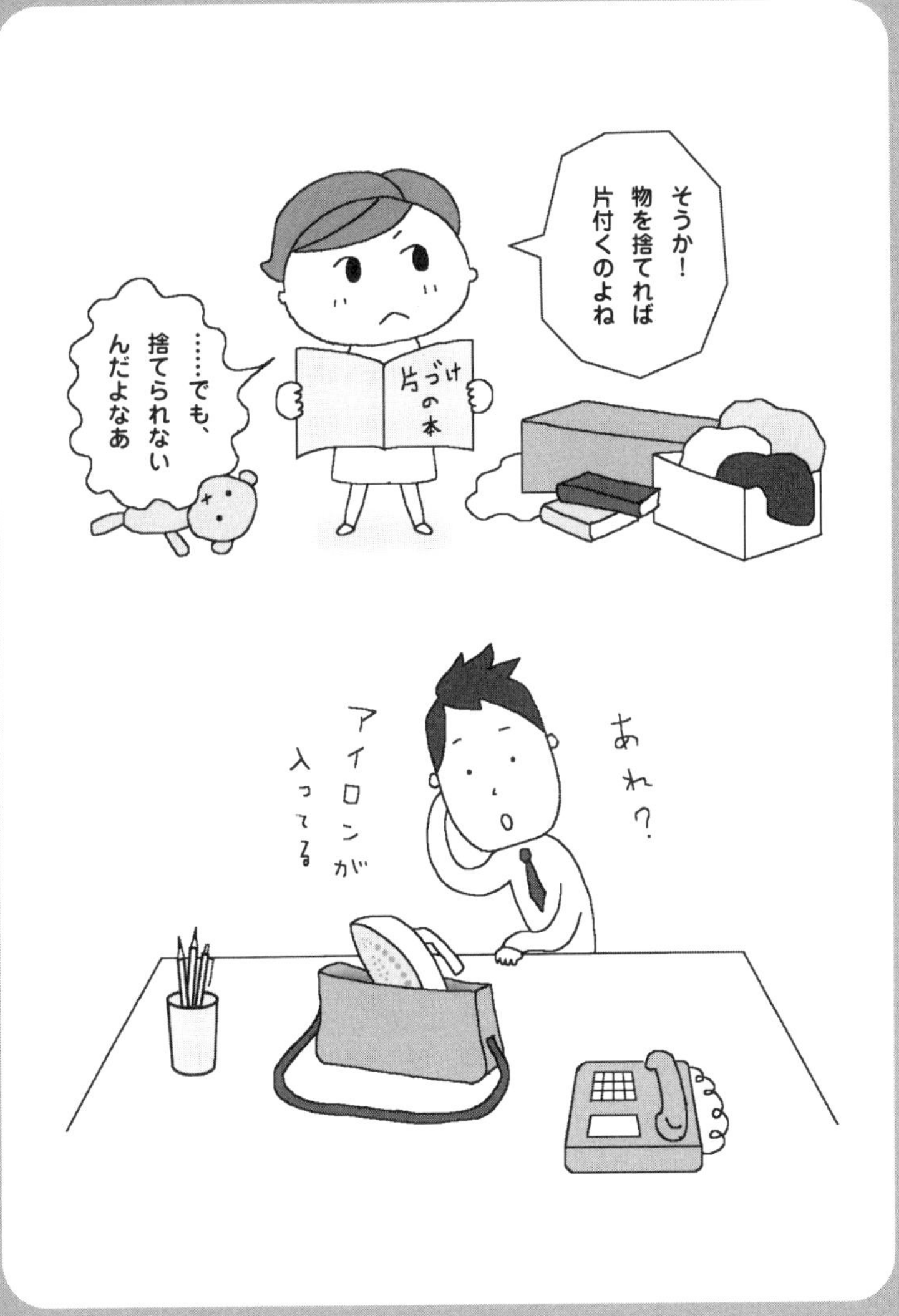

そうか！
物を捨てれば
片付くのよね
……でも、
捨てられない
んだよなあ
片づけの本
あれ？
アイロンが
入ってる

どうしてこうなっちゃうの？

●とにかく物を捨てられない

物が多すぎて収集がつかなくなっている人は非常に多いです。いざ捨てよう思っても、「今これが必要かどうか」という判断が難しく、「もしかしたらいつか使うかも……」と、なかなか思い切れず、物がどんどん増えて収拾がつかなくなってしまいます。ゴミ袋十数袋分の物が溜まってしまう例もしばしばです。

●物を分類するのが苦手

職場のデスクや自分の部屋が常に散らかり放題という人は、物を秩序立てて分類するのが苦手です。通帳や印鑑などの大事なものはここ、メガネはここ、アクセサリーはここ、などと一度決めても迷いが生じます。印鑑に普段使いの三文判と、めったに使わない実印があれば、「やっぱり三文判はしょっちゅう使うからメガネと一緒かも」などと定位置が決まらず、どこに何があるのかわからなくなっていきます。

●ふとどこかに物を置いてしまう

仮に分類して整理したとしても、使ったあとに同じ場所に戻せない場合もあります。「携帯電話はここ」と決めていても、無意識のうちにふとどこかに置いてしまうので、結局、いつまでたっても片付きません。部屋だけでなく、かばんも同様で、中からアイロンや掃除機のノズルが出てきた人もいます。もちろん本人は覚えていません。

●途中で違うことをやり始めてしまう

片付けに取りかかっても、途中でアルバムがあるとそれを見始めてしまったり、「そういえば、洗濯機回してなかった」「あれ、ゴミ出したっけ？」「探してた○○、どこいったっけ？」などと、違うことをやり始めてしまうので、あっちもこっちも作業が中途半端で、部屋はますます散らかってしまいます。

●片付ける必要性を感じていない

人にあれこれ言われても、本人は片付けの必要性をあまり感じていない場合もあります。ごちゃごちゃしているほうがかえって落ち着くという人もいます。

こうすればうまくいく！

できる範囲でまとめて捨てる

押し入れ、クローゼットなど、収納に収まらない量は処分するのが理想です。ただし、捨てることばかり日々考えて、自分のやりたいことが一切できない、というのでは本末転倒です。季節の変わり目や年に一度など、日を決めて実行してみましょう。捨てるかどうか自分で決められないときは「捨てる基準」を決めて、誰かと一緒に機械的に行うのも手です。あまりに量が多くて手に負えない場合は、すべてそのまま貸し倉庫などに収めてしまうという方法もあります。

大きな箱に放り込んでおく

できる限り物を分類しないようにしましょう。置き場所を決めるのに時間がかかり、決めたあとも毎回定位置に戻すだけでひと苦労です。とりあえず今必要なものを大きめの段ボールに入れておき、そこを探せば絶対に出てくるというようにすると、少しは片付きますし、楽なのではないでしょうか。かばんも、ポケットがなく、間口が1つでなんでも入れ込めるほうが、混乱が少ないようです。

なんでもそこに入れておき、月に一度中身を点検する。多少、ちょっと余計なものが入っていても、それで困ることがなければ、片付けなくても大丈夫です。

得意な人にお願いし、役割分担をする

どうしても片付かないなら、それが得意な人にお願いしましょう。自分は掃除機をかける、料理を作るなど、自分ができること、得意なことでがんばるというように役割分担をするという方法もあります。ジェンダーの視点から、男性は大目に見られやすい一方、女性は「片付けができて当然」というプレッシャーをかけられがちです。しかし、その要求に完璧に応えようとすると辛くなってしまいます。周囲のサポートを得ながら、できることをしましょう。

無理して片付けなくてもいい

そもそも自分は散らかっているほうが落ち着くという場合、無理に片付ける必要はないように思います。来客時に困るなら、開かずの間を1つ作っておいて、その部屋に全部放り込む、服も洗う物やそうでない物がごちゃごちゃなら、まとめてクリーニングに出してしまうというのでもよいでしょう。究極ですが、死なない程度であればOK！と思っているくらいでもよいのではないでしょうか。

CASE 7

物を忘れる、なくす

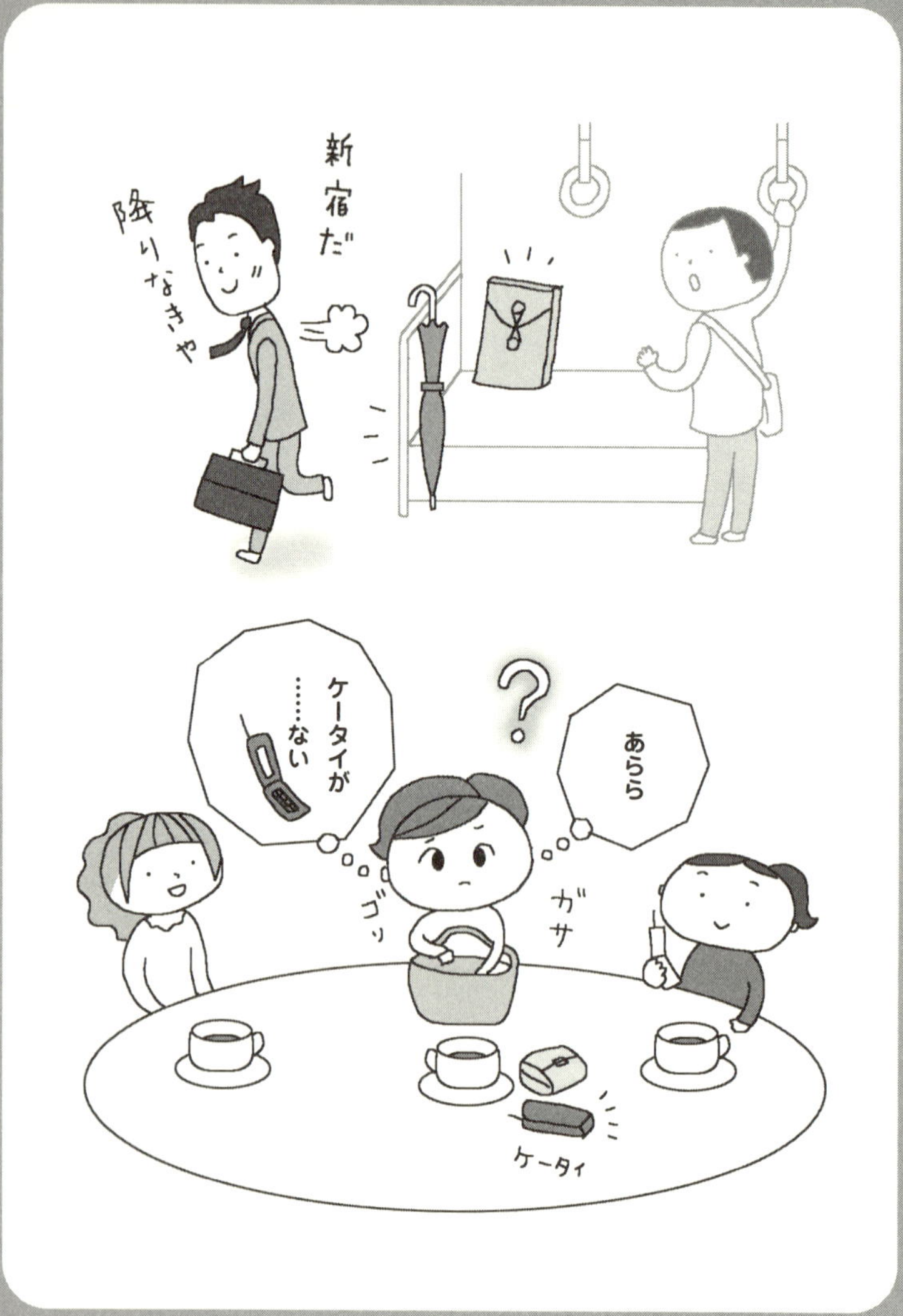

新宿だ
降りなきゃ
ケータイが……ない
?
あらら
ゴッ
ガサ
ケータイ

どうしてこうなっちゃうの？

●気をつけてるつもりでも……

とくにAD／HDのある人で不注意の特性が強い場合は、本人も忘れっぽいことを自覚しているのですが、それでも忘れ物が多く、財布や書類など重要な物もふとどこかに置き忘れて信用を落としてしまうこともあります。

●大量の物に紛れて見つからない

物を紛失したわけではなくても、片付けや整理整頓が苦手で、どこかに紛れて見つからない、探すのに時間がかかる、という場合もあります。しょっちゅう何かを探さなくてはならず、本人も負担に感じています。

こうすればうまくいく！

気づくきっかけを増やす

忘れ物が多い人は、まず確認する機会を増やすところからスタートしましょう。例えば、仕事に持っていくものは前日にチェックしてすべて玄関にまとめて置いておく、玄関のドアに、「財布、社員証を持ったか確認！」などと貼り紙をしておくなど、忘れないためのしかけを考えます。

大事な物は身に付けておく

財布をついつい出しっぱなしにしていた、書類の袋を電車の網棚に載せてしまった、というように、無意識のうちにどこかに置いたまま、忘れて

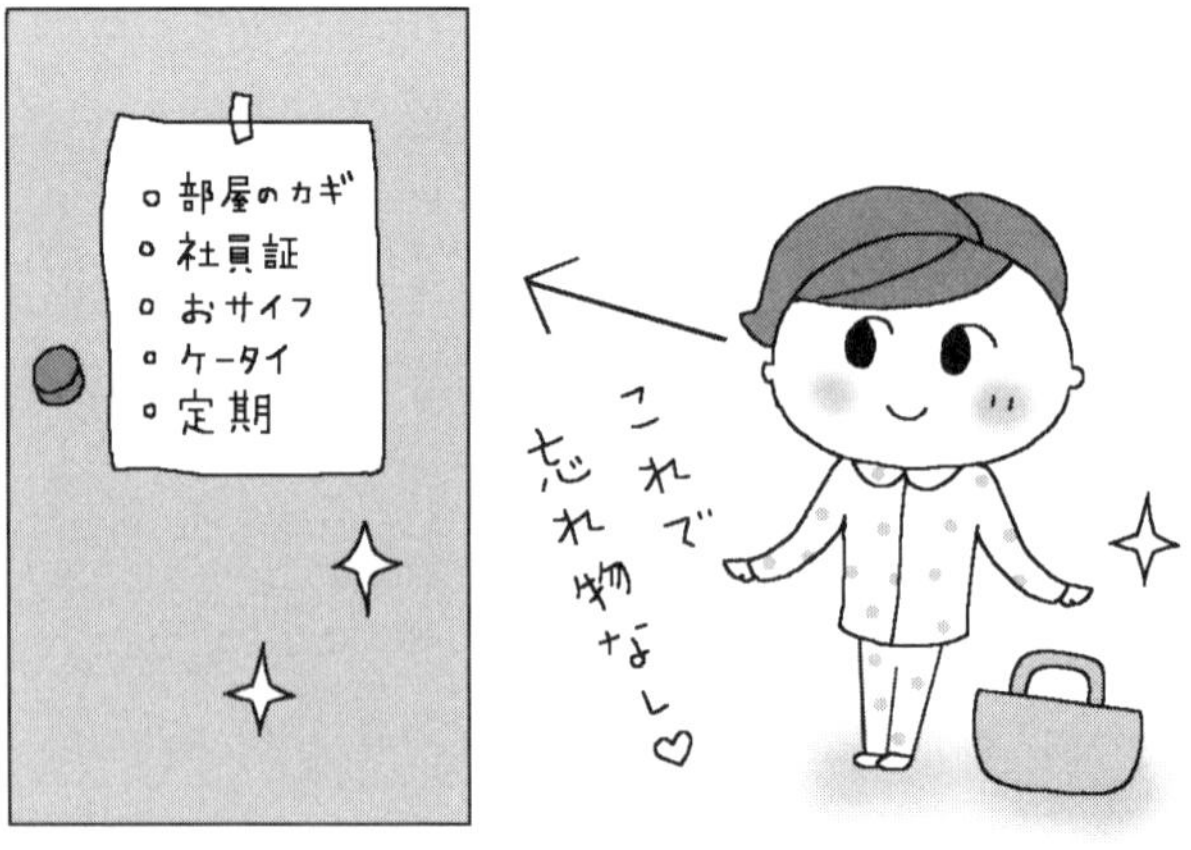

部屋のカギ
社員証
おサイフ
ケータイ
定期
これで忘れ物なし♡

しまうということもあるようです。「大事なものは身に付けておく」を原則に、例えば財布にチェーンをつけてズボンから離れないように工夫する、書類は必ずかばんに入れて持っておくようにする、というように、自分の体から離さないように心がけるというのも、一つの方法です。

周囲の人に協力をお願いする

それでも不安という場合は、周囲の人に、「なくすと大変だから、預かっておいてください」「この書類を明日忘れたら迷惑をかけてしまいますので、明日の朝に確認メールをお願いできますか?」など、協力をお願いしてみましょう。また、クレジットカードや、電車や飛行機のチケットなど大切なものをなくしたら、ひとりで考え込まずに、すばやく周囲の人に相談しましょう。

CASE8

会話で相手が不機嫌に

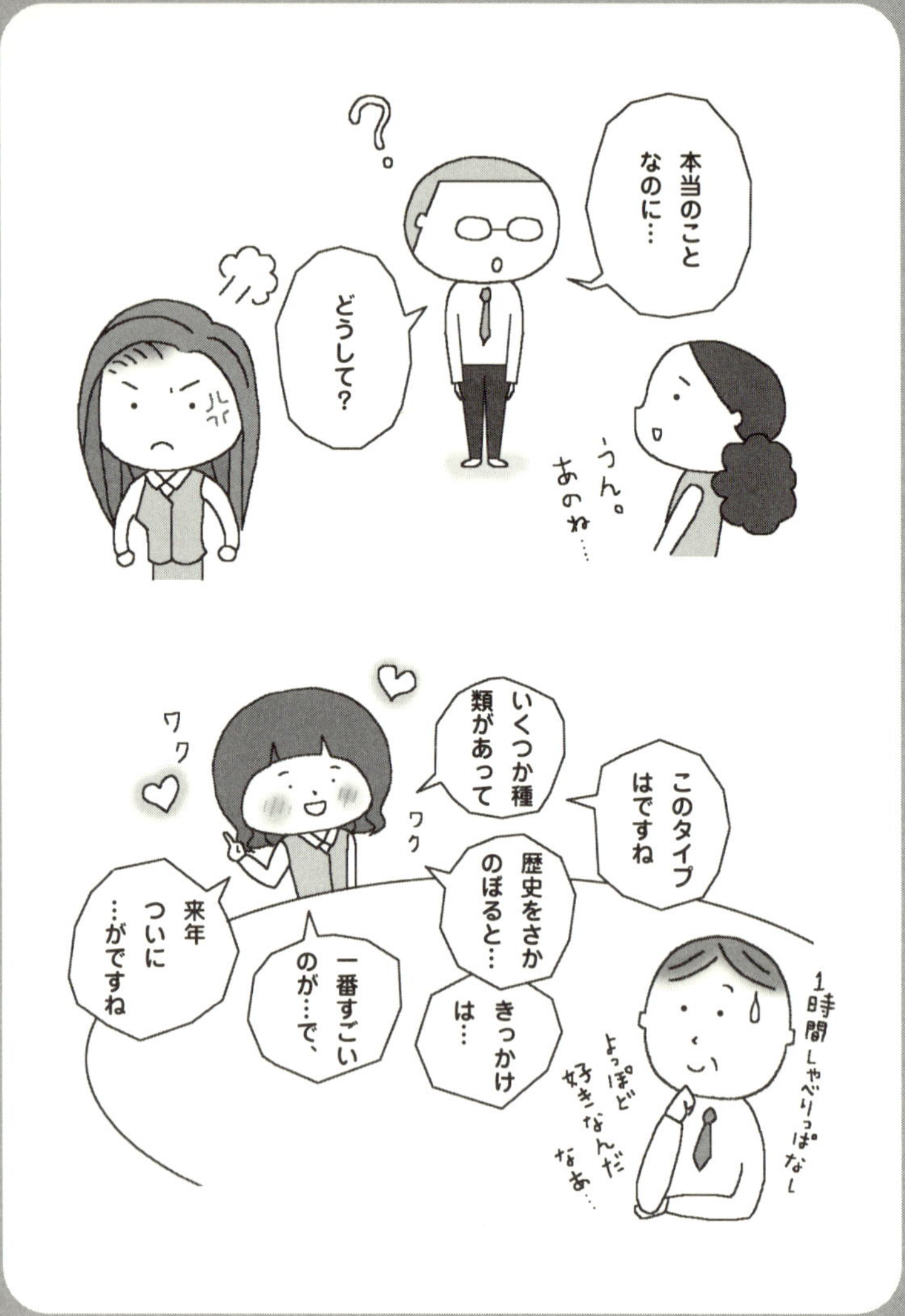

本当のことなのに…
うん。あのね…
どうして?
このタイプはですね
いくつか種類があって
ワクワク
歴史をさかのぼると…
きっかけは…
一番すごいのが…で、
来年ついに…がですね
1時間しゃべりっぱなし
よっぽど好きなんだなあ…

どうしてこうなっちゃうの？

●衝動的に発言してしまう

ＡＤ／ＨＤのある人の中には、思いついたことをすぐその場で口にする場合があります。本人としては、せっかくひらめいたアイデアを忘れないうちに伝えたいだけなのですが、周囲から見ると、考えなしに発言をしているように映り、ひんしゅくを買ってしまうこともあります。

●思ったことを素直に言ってしまう

ＰＤＤのある人は、悪気なく、思ったことをそのまま口に出してしまうことがあります。「離婚してからの生活はどうですか？」「奥さんが社長の娘さんなんですよね」などと相手に直接言い、相手が怒っても、「本当のことを言ったのに、なぜ怒るんだろう？」と思ってしまいます。

●自分の興味のあることを一方的に話す

ＰＤＤのある人は、とくに自分の興味のあることを話したがります。例えば鉄道が好きな人なら、会った瞬間に「今日の帰りの電車のルートはですね……」などといきなり帰り道の話を始めたりします。たとえ相手が退屈していても、自分が話したいことなら延々と一方的に話し続けることもあります。「このタイプの車両の歴史はですね……」「○○という文献によると……」など、相手が生返事でもおかまいなしなので、辟易されてしまいます。

こうすればうまくいく！

思いを口にするのではなく、書く

AD／HDの人のアイデアのひらめきというのは素晴らしく、「どんどん出てくるアイデアを無駄にしたくない」「人に伝えたい」と思うことは、決して悪いことではありません。ただ、その内容や伝えるタイミングも大事なので、まずは、口に出す前にメモに書くようにしてみてはどうでしょうか。ノートを1冊、常に用意しておくとよいでしょう。書くことで、それは今ここで発言するのにふさわしい内容かどうかを確認することができます。

発言前にワンクッション

唐突に発言すると、周りの人は流れを崩されたと不快に感じることもあります。発言前に一度深呼吸をする、10秒数える、発言するときには手を挙げて「ちょっといいですか?」「別の話題になるのですが」などと前置きを一言つけ加えるなど意識してみましょう。

相手が怒った理由を通訳してもらう

相手を怒らせないといった予防が難しい場合もあります。むしろ、相手を怒らせたあとの対策を考えるほうが現実的でしょう。失礼なことや傷つけることを言ったなら、悪気がないことを添えて素直に謝るほうがよいでしょう。ただ、理由もわからず謝るのは納得がいかないかもしれません。周囲の人に通訳をお願いして、なぜ相手が怒っているのか説明してもらうと謝りやすくなるはずです。「こういうことは、直接相手に言わないほうがいいのだな」と少しずつ経験値も上がってきます。

同じ趣味友達を見つけて話す

自分が興味があることをたくさん話したいなら、同じ趣味を持つ人を選んで話すとよいでしょう。同じ趣味を持つ者同士で休日などに楽しい時間を過ごすことができます。

CASE 9

融通がきかないと言われる

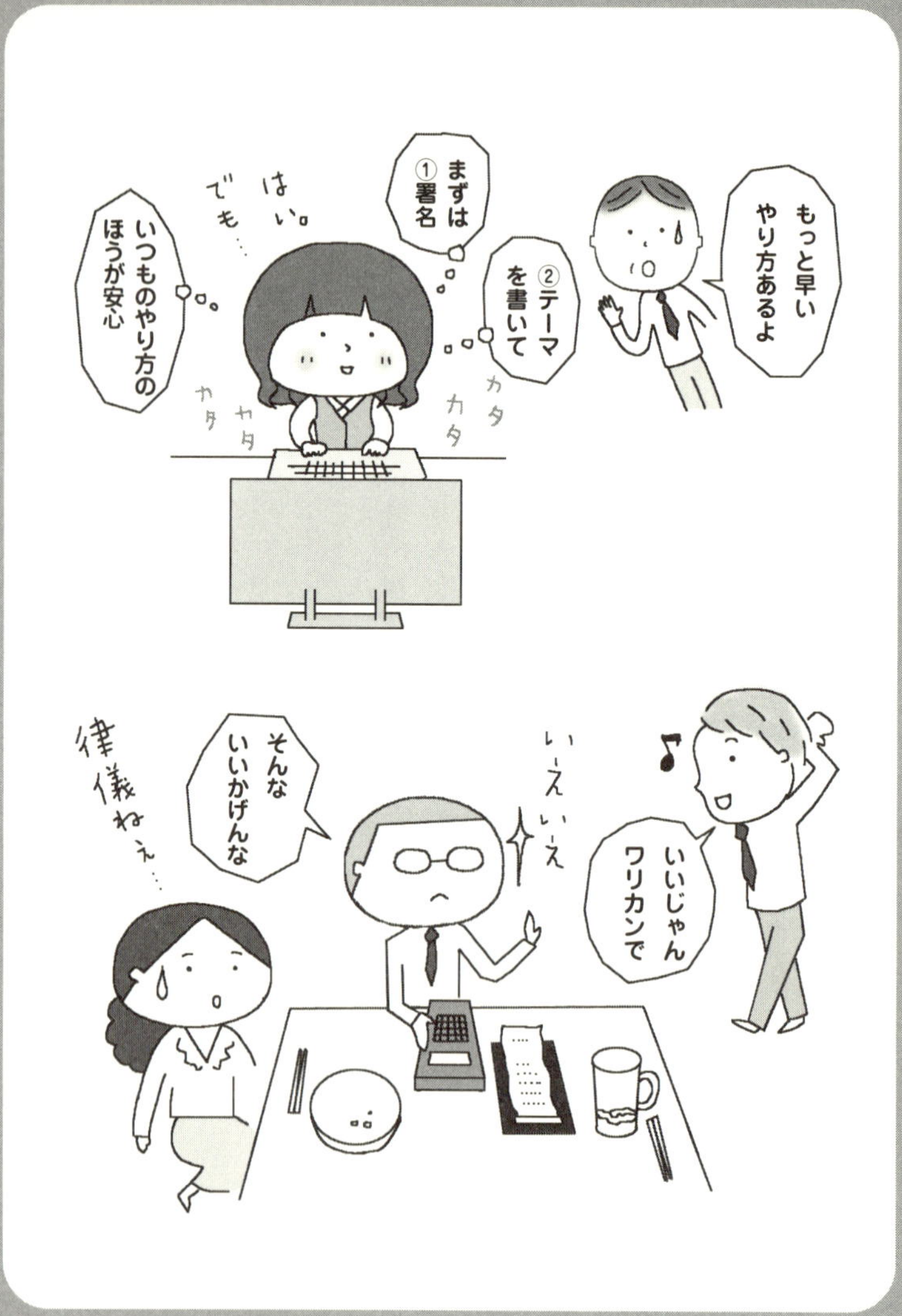
もっと早いやり方あるよ
①まずは署名
②テーマを書いて
はい。
でも…
いつものやり方のほうが安心
カタカタ
カタカタ
いいじゃんワリカンで
いーえいーえ
そんないいかげんな
律儀ねぇ…

どうしてこうなっちゃうの？

●臨機応変にルールを変えられない

ＰＤＤのある人は、就業規則や、チームの決まり事などのルールに忠実です。しかし周囲の状況を判断するのが苦手なので、例外なくルールを守り、頑なに従っています。そのため、たまたまちょっと遅刻した同僚を厳しく責めたり、時間通りに何かが始まらないとイライラしたり、みんなが忙しくても退社時間になったら手伝わずに帰ってしまったりと、杓子定規になりがちです。

●自分の「パターン」を守りたい

ＣＡＳＥ４「急な変更が苦手」の項目でも述べましたが、とくにＰＤＤのある人は、「こういう行程で動く」という自分のパターンを確立しています。それに沿って行動するほうが安心だからです。例えば、上司に「この書類に、この間のプレゼンの内容を追加して。すぐできるから」と言われても、「書類を作るときは、まず自分の署名を書き、テーマを書き……こういう流れで作成する」と時間効率に関係なく、いつものパターンで安心して作業をしたいと感じます。そのため、周囲からは「こうやればもっと簡単なのに」と思われてしまうこともあります。

●「正確さ」に対して厳しい

正確であることや正義に対して厳密で、譲れない、という人もいます。飲み会の会計を頼むと1時間遅れた人は何%引き、アルコールを飲んだ人と飲んでない人とで分けるなど、妙に細かく自分ルールを決めて取り仕切ります。周囲の人にしてみれば、「ざっと一律4000円の割り勘でいいんじゃないの?」と思うのですが、本人としては、「なんでみんないいかげんなんだ」と、時間をかけて正確に、公平に分配することにこだわります。

こうすればうまくいく!

自分の性分であることを伝える

上司や同僚に、自分は頑なで融通がきかないところがあることを、知っておいてもらうことです。「その上で日々努力はしているのだけど、性分なので」という雰囲気を周囲に理解してもらうべきです。正確さ、律儀さは、適材適所でとても良い性格として評価される場合もあります。

経験値を上げて対応の幅を広げる

急に何もかも臨機応変にこなす、というのは難しいかもしれません。しかし、自分自身がこれからいろいろな経験を積んでいけば、それだけ経験値が上がり、うまく対応するための知恵やノウハウを蓄積していくことができます。焦らず、ゆっくり取り組んでいきましょう。

CASE 10
仕事を断れない

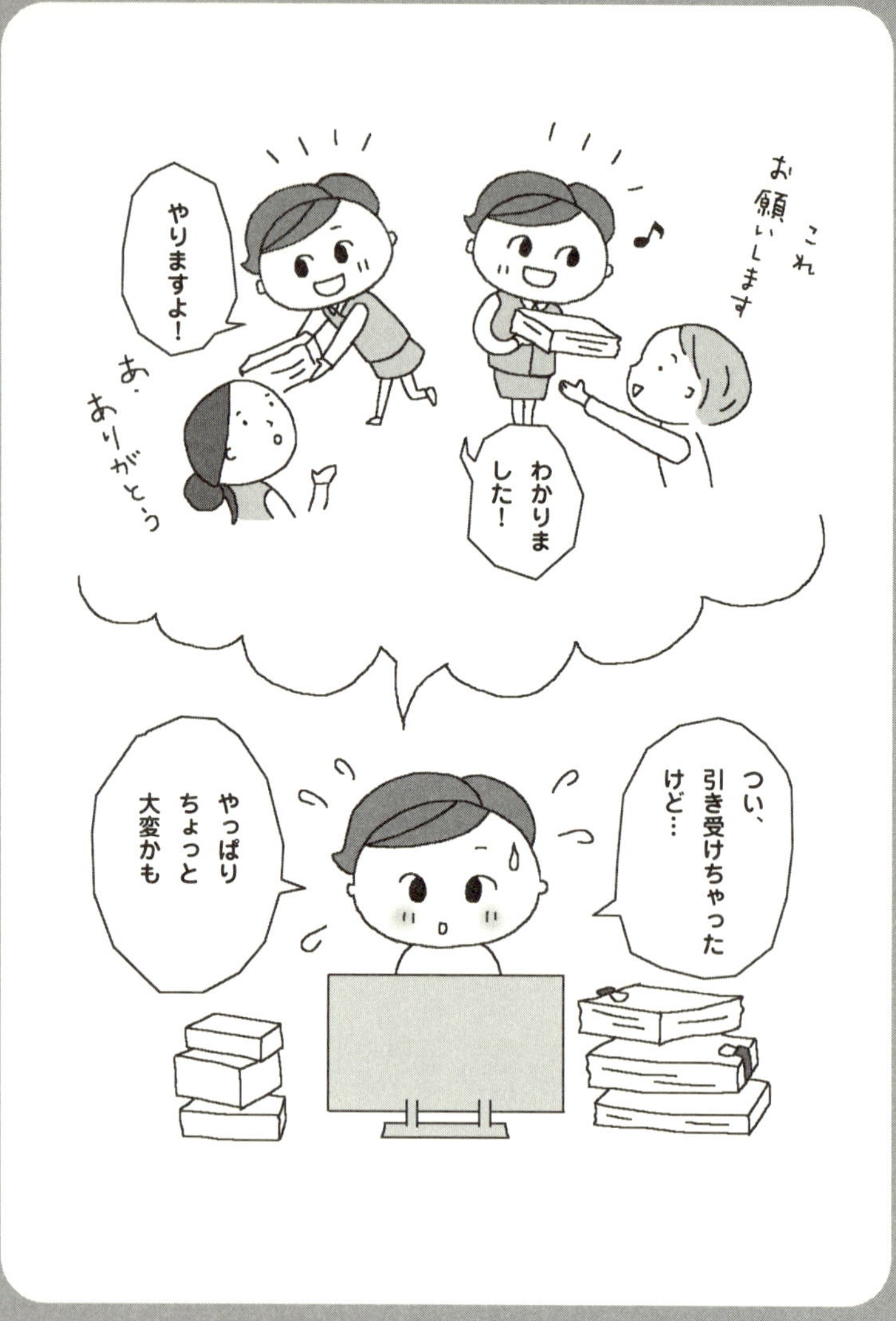
お願いします
これ
やりますよ!
わかりました!
あ、ありがとう
つい、引き受けちゃったけど…
やっぱりちょっと大変かも

どうしてこうなっちゃうの？

●見通しを持たず、安請け合い

ＡＤ／ＨＤのある人の中には、「自分にはあれもできる、これもできる」と思い、いくつもの作業に不用意に手を出してしまったり、人からの頼まれ事を安請け合いしてしまったりする場合があります。今自分がどれだけの作業を抱えていて、何を優先させなくてはならないかということや、与えられた時間と照らし合わせて作業が可能かどうかの見通しを持てず、いろいろなものを抱えてしまうため、結果的にどれも中途半端になってしまったり、期限に間に合わなかったりしてしまいます。

●必要とされていないと不安

人から求められたり、評価されることでやりがいを感じ、自分は人の役に立つと思えるものです。そのこと自体は、人が生きていく上での励みとして大事なことですが、それに過剰に依存してしまうのは、あまりよい状態とは言えません。必要とされるなら、どんな時間でも関係なく対応し、休みも関係ない、いつ呼び出されてもいいように携帯はオンにしておく……。体がボロボロなのに、それでもがんばらなきゃと緊張しっぱなしで、目の前に仕事があれば這ってでもする。これはある意味、依存的行為であり、ワーカホリック（仕事中毒）の状態と言えます。発達障害のある人は、こうした状態に身を置きやすい場合もあります。

こうすればうまくいく！

作業の優先順位を決め、一つひとつ仕上げる

どの仕事もこなそうとすると、うまくいかないものです。まず、自分が今抱えている作業は何か、ひと通り書き出してみましょう。そして、優先順位を決めて番号を振り、それぞれに締め切りを設けます。締め切りは同時進行にならないように設定し、「これが終わったら次はこれ」というように、順番に一つひとつ行っていきます。自分で優先順位を決められないときは、周囲の人に相談してみましょう。

自分のキャパシティーを知る

自分が1つの作業を終えるのに、だいたいどれくらい時間がかかるのかを意識的に測って把握したり、自分はどの程度、同時進行で仕事ができるのか、といった自分のキャパシティーを知っておくことは大事です。それが難しい場合は、「1日にする作業は3つまで」と、限界設定を決めておくのもよいかもしれません。

断り方をマスターする

周りの人は、作業をお願いして「イエス」と言ってもらえれば助かるので、「お願いね」「イエス」「じゃあ、これもお願い」……というように、お願いは積み重なっていきます。しかし、何もかも自分で背負ってしまうと、心身共に辛くなってしまいます。無理だと思ったら、「今はそこまではできません」ということを、上手に伝えられるようになれるといいですね。ただ「できません！」と突っぱねるのでは、相手との関係が悪くなるので、「今は、これとこれの作業を受け持っています。加えてそこまで引き受けてしまうと、ほかの作業に差しさわりが出てきてしまいますので、ちょっと今回は他の人に回していただけませんか？」というように、相手も気持ち良く納得できる説明の仕方や断り方を覚えていきましょう。

CASE 11

友人、恋人関係が続かない

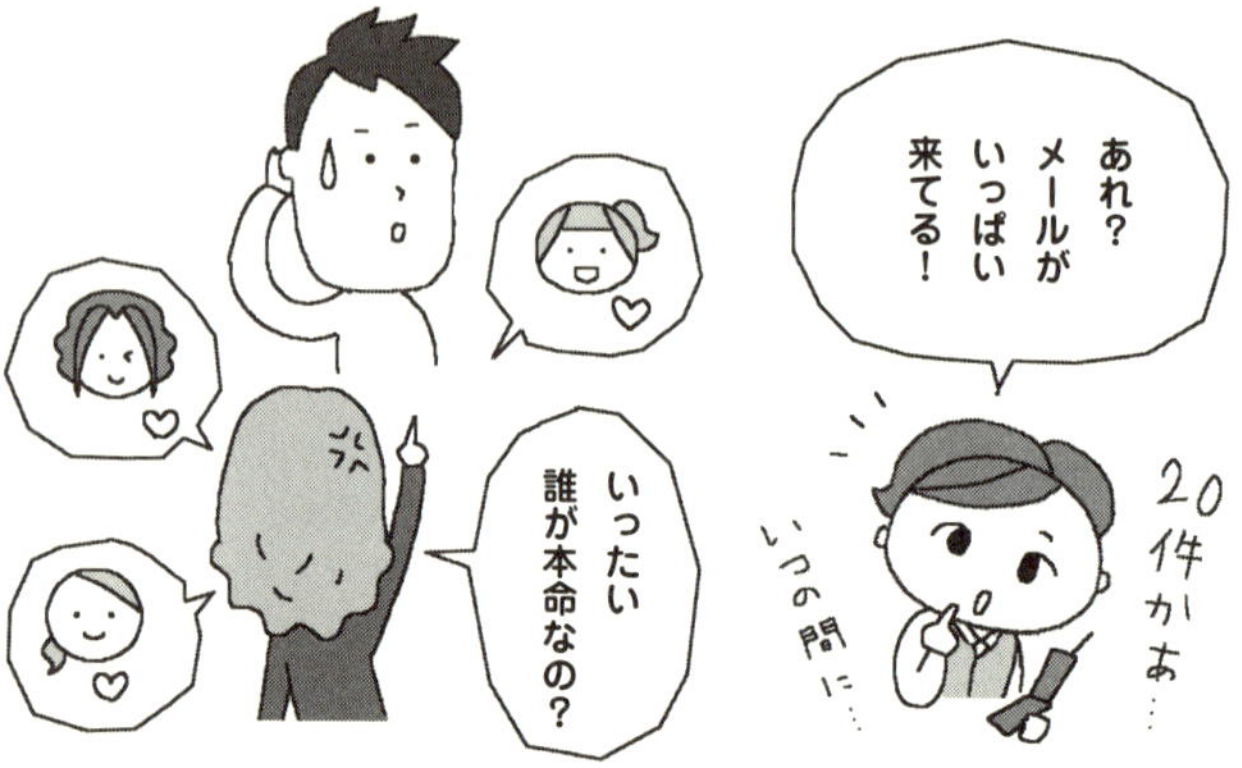
あれ？
メールが
いっぱい
来てる！
20件かあ…
いつの間に…
いったい
誰が本命なの？

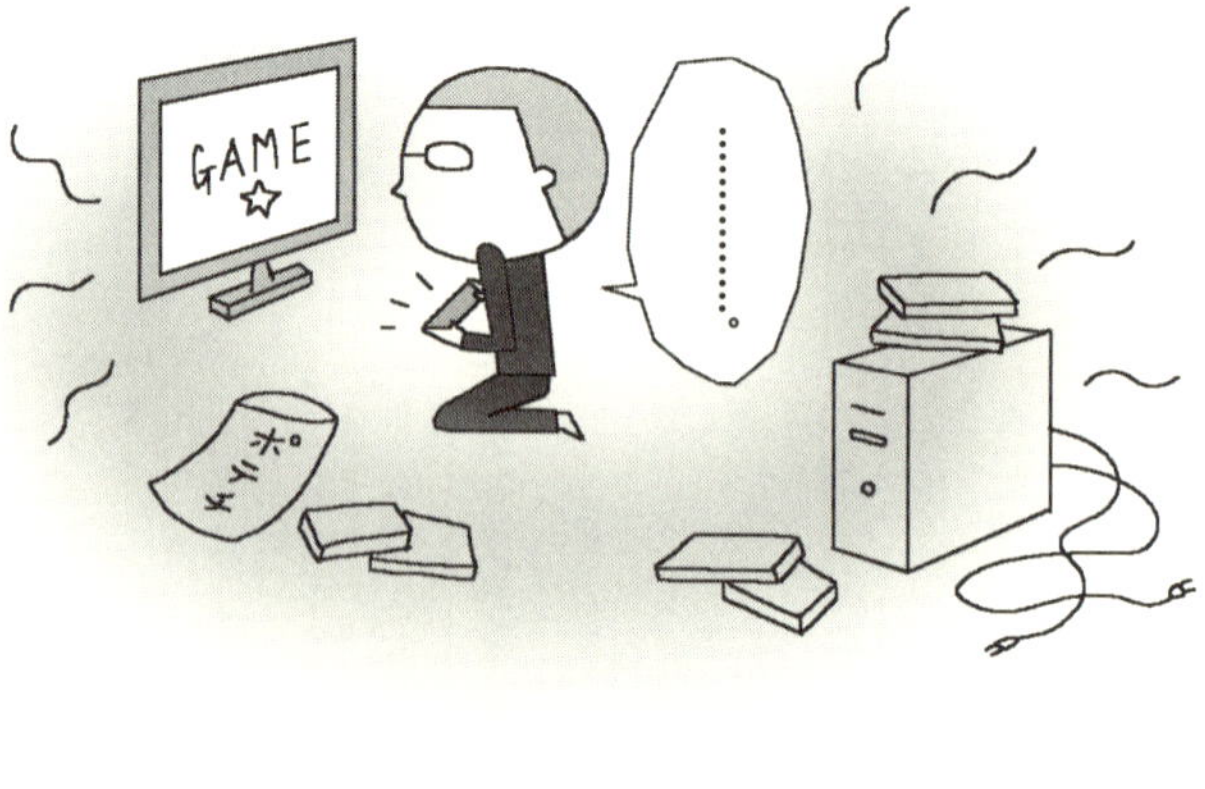
GAME
……………。
ポテチ

どうしてこうなっちゃうの？

●信頼関係を結びにくい

約束に遅れる、それ自体忘れる、ダブルブッキングしてしまう、メールのレスが遅い、などが続いて、「どうせ、あの人を誘っても約束守らないから」「バカにしてるのかな」「忘れられちゃってるみたい」というように、友人や恋人の信用を失いがちです。

●自分ルールを崩せない

自分の独自の考えやペース、こだわりが強い場合、決して相手を軽んじているつもりはないのですが、頑なな態度に見えてしまう場合があります。相手の好意を無視してしまうこともあり、関係が続きにくくなってしまいます。

●一度にたくさんの異性と付き合う

衝動性や多動性の強い人は、非常に行動的であるため、まるで予定のすき間を埋めるように、多くの人と真剣な恋愛関係を作りますが、結局誰とも長続きしないということがあります。

●自分から心を閉ざしてしまう

なかなか自分のことをわかってもらえない、という思いが積み重なり、相手に理解してもらうことをあきらめて、孤立している人もいます。

こうすればうまくいく！

悪気はなくてもフォローは大切

どんなに悪気がなくても、なんのフォローもないと、相手が嫌な気持ちになるのも無理はありません。遅れそうなら自分から連絡する、遅れたら素直に謝る、などの誠意ある対応を心がけましょう。

気をつけることは、嘘でその場をごまかさないことです。取り繕おうとしても嘘は結局ばれてしまいます。ミスを帳消しにするのはごまかしではなく誠意です。

できる範囲で歩み寄る

あらかじめ特性について伝えていても、いつも自分ルールにこだわると、相手は気持ちが通じ合わない、拒絶された、と感じてしまいます。小さなことでもいいので、ときには相手の提案も受け入れてみましょう。意外と役立つこともあるかもしれません。また、断るときでも、少なくとも理由を聞いて、相手の意見を尊重する態度を示していきましょう。

衝動性を恋愛以外に向ける

多くの人と恋愛関係になってしまうのは、衝動的な判断や、多動性に基づく活動量の多さが原因になっていることがあります。考える前にどんどん行動に移してしまうため、気がつくと恋人がいっ

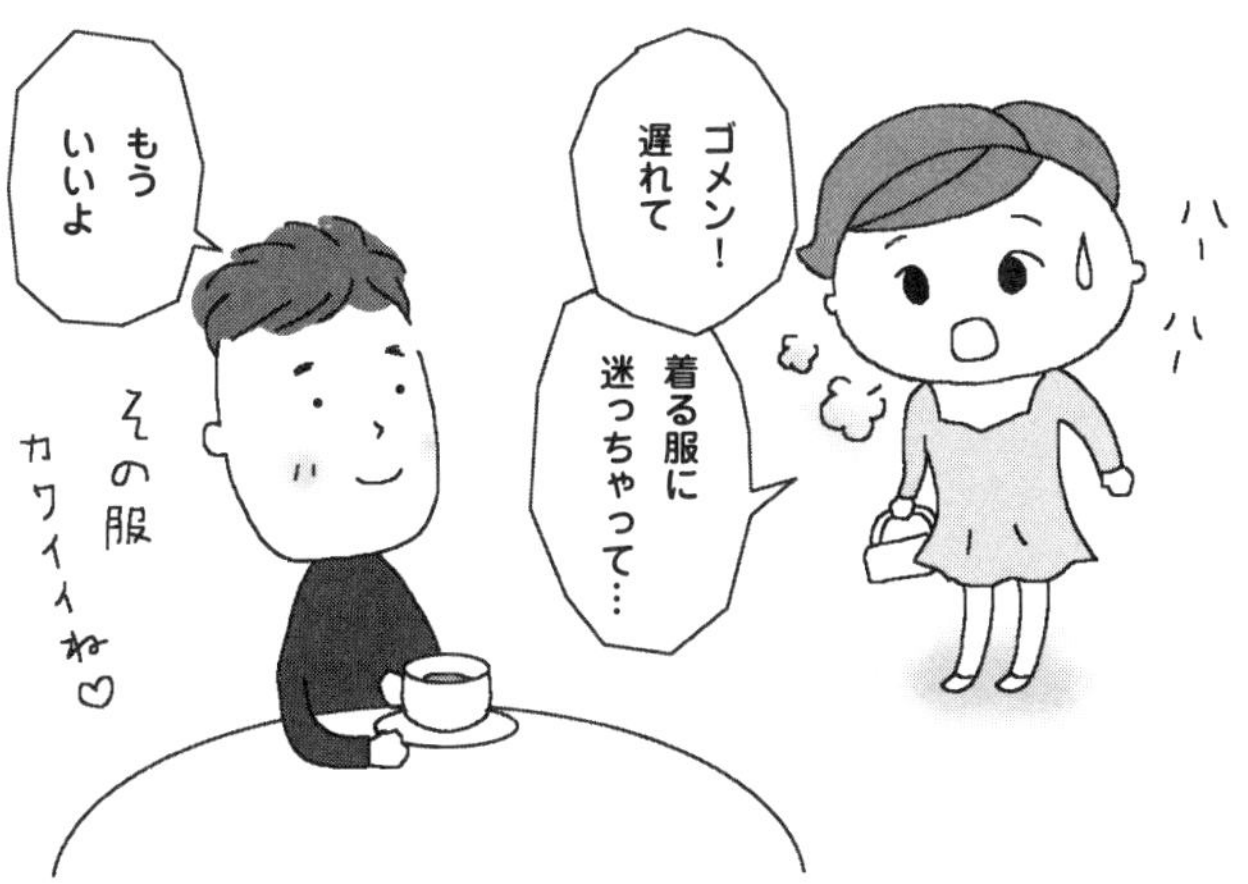

ゴメン！遅れて
着る服に迷っちゃって…
ハーハー
もういいよ
その服カワイイね♡

ぱい、というわけです。根本から変えるのは難しいのですが、それらの特性が向く方向を変えていくことはできます。それには運動が有効なこともあります。ジョギングや山登りなど、体を動かすことを意識してみましょう。

同じ話題が共有できる仲間を見つける

人に理解してもらうことをあきらめて孤立していても、そのことを心から望んでいる人というのは少ないはずです。発達障害のある人たちの中には、同じ特性を持つ人同士で自助グループやNPO法人を作り、活動している人もたくさんいます。そういう場所を見つけ、普段抱えている悩みや生きづらさに共通点がある人同士で支え合っていく中で、自分の居場所が見つかったり、仲間関係が育まれていったりすることもあります。

CASE 12

お金の管理が苦手

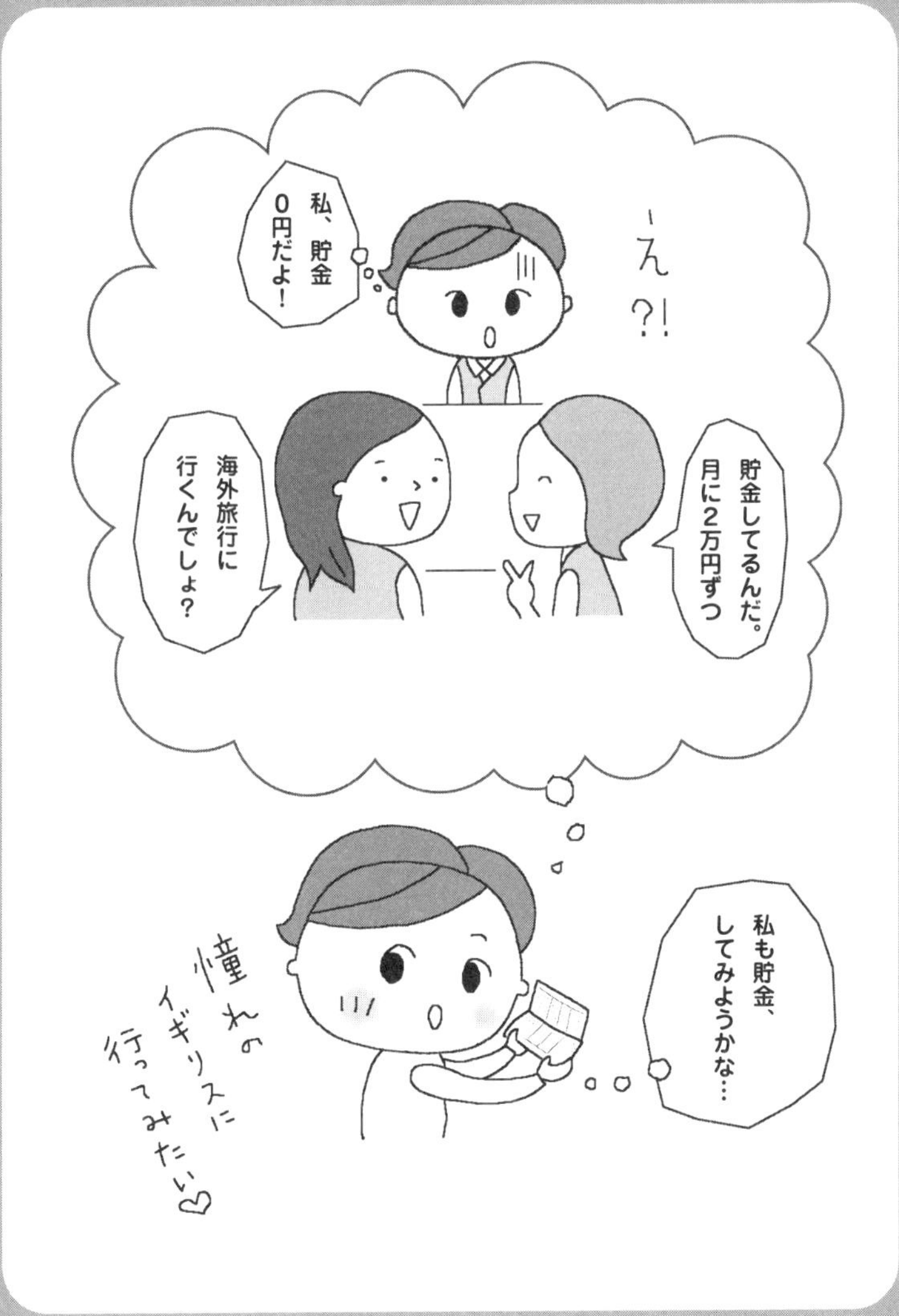

私、貯金0円だよ!
えー?!
貯金してるんだ。月に2万円ずつ
海外旅行に行くんでしょ?
私も貯金、してみようかな…
憧れのイギリスに行ってみたい♡

どうしてこうなっちゃうの？

●衝動的に買い物をする

ＡＤ／ＨＤのある人は、思いつきでつい衝動買いをしてしまうことがあります。また、どれか1つを選ぶことができず、それならばと全部買ってしまうということもあります。これを繰り返していると、毎月、多額のカード払いがある、まったく貯金ができない、といったことにもなりかねません。本人も衝動買いはよくないことだとわかっているのですが、なかなか自分でセーブできず、後から自己嫌悪に陥ってしまいます。

●支払いが遅れる

公共料金の振り込みを先送りしてしまったり、請求書をなくしてしまい、探しているうちに電気などを止められてしまうという人もいます。振り込みを自動にするとよいのですが、その手続きをするための印鑑や通帳などがどこにあるかわからず、これを何度も繰り返します。

●相手を信用してしまう

人がよすぎて疑うことをしないで、悪徳業者や詐欺の言葉巧みな説明を鵜呑みにして被害に遭うことがあります。また、人から頼まれると断れず、信用されるとがんばってしまったりして、お金を貸したり連帯保証人などになり大変な思いをする人もいます。

こうすれば うまくいく！

衝動買いを防ぐ工夫を

手持ちの持参する現金を少なめにして、一度に使えるお金を抑えるようにします。また、カードはたくさん作らない、使用限度額を低くするなどの制限を決めておくことも大切です。高額の買い物はその場で決めず、例えば2万円以上のものは3日間考えてから決めるなどするようにします。しばらく時間が経つと、それほど欲しくなくなった、必要ではなかった、ということもあるからです。

誰かに金銭管理を任せる

一番良いのは、家族やパートナーの協力を得ることです。買い物には一緒に行き、本当に買う必要があるものかどうかを話し合う、カードやお金は家族に持っていてもらうというように、管理をお願いします。また、振り込みを自動にする手続きができないという場合も、家族や信頼できる誰かにお願いしてやってもらってもよいでしょう。

高額のお金がからむ話は即決しない

高額のお金がからむ勧誘は、きっぱり断るか話を聞かないということを大原則にします。借金や連帯保証人についても、「家訓で連帯保証人にだけはなってはいけないことになっていますので」など、断ることを原則にします。万が一、トラブルに巻き込まれた場合は、ひとりで抱え込まず、すぐに信用できる家族や友人、消費者センターや弁護士さんなどに相談をしましょう。

第4章

「あの人ってそうかな」と思ったら

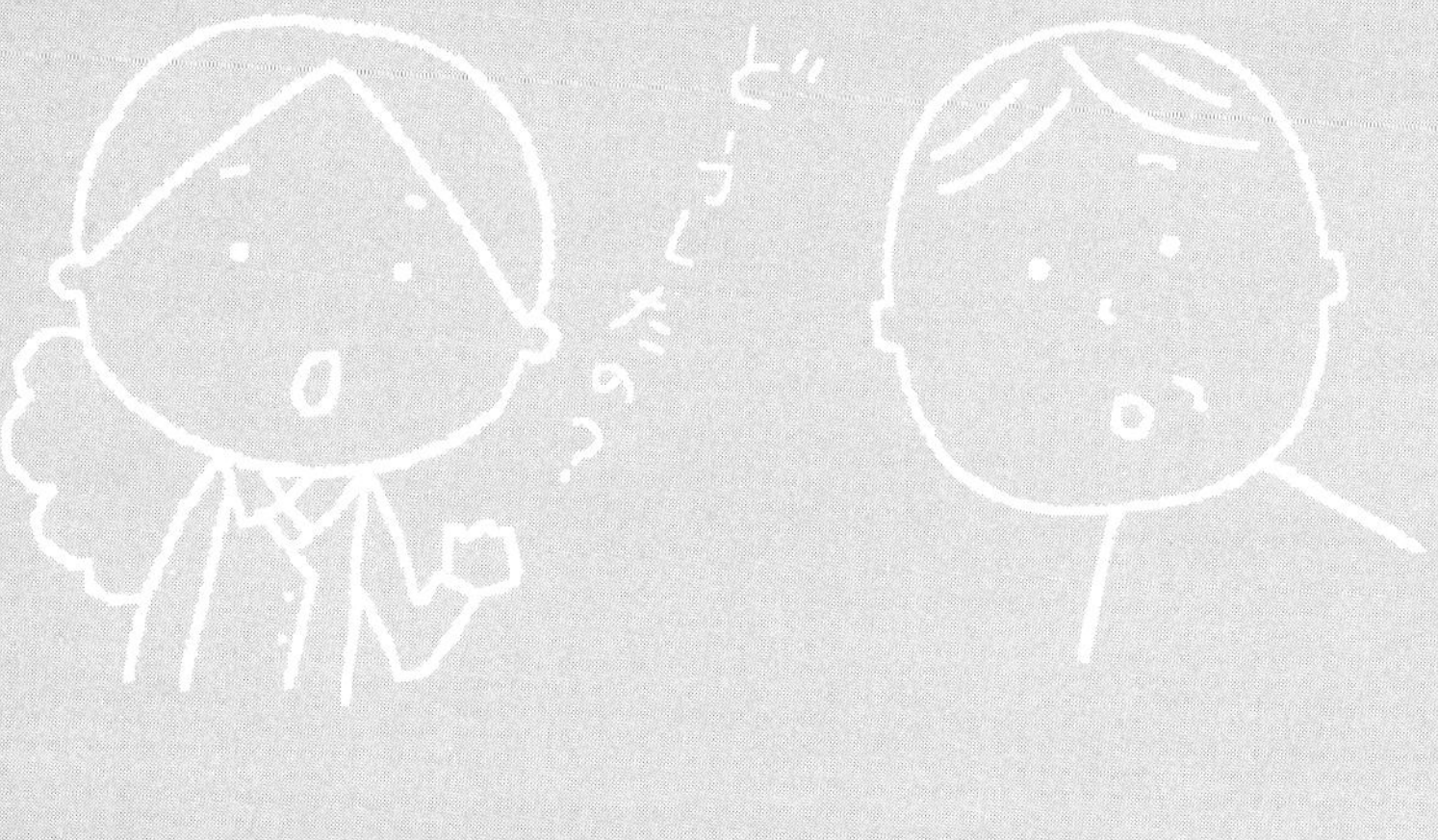

1 周りの人ができるのはどんなこと？

ただ「話を聴く」だけでも大きな助けに

本書を手にされた方は、なにかしら大人の発達障害に関心がある方たちでしょう。なかには、自分ではなく、「周りの人がそうかもしれない」という方もいると思います。この章は、こうした方々に向けてお話をしていきたいと思います。

僕がある大学で、発達障害について講義をしたときのことです。ある学生が、こんなエピソードを語ってくれました。

彼の家庭は、ボランティアで外国人のホームステイを受け入れていました。あるとき受け入れたアメリカ人の青年が、とにかく誰かに話したいことをたくさん抱えていたようで、お母さんが毎晩、遅くまでただひたすら青年の話を聴き続けたそうです。

そして帰国する日。青年は、「私は、母国でアスペルガー症候群と診断されました。ずっと、とても苦しくて、辛かった。外国に行けば何か人生が変わるかなと希望を持って、アスペルガー症候群であることを隠して日本に来ました。**人にこんなに自分の話を聴いてもらったのは、初めてでした。本当にうれしかった**」と言い、笑顔で帰って行ったといいます。

サポーターは専門家とは限らない

この話をしてくれたあと、その学生は、「先生、支援をするのは、専門家じゃなくてもいいんですよね」と言いました。

「うちのお母さんは、なんの専門家でもないんです。ちょっと英語ができる普通のお母さん。なんだか言いたいことがたくさんあるみたいだな、辛いのかなと思って、

〝そうだね、大変だね〟と話を聴いていただけだけど、それで救われた人がいる。ただ面倒見がいいだけかなと思っていたけど、こうやって発達障害のことを勉強して、改めて考えると、うちのお母さんはすごいなって思いました」

一番の支えは身近にいる人たち

僕はこの話を聞いて、こういうところで人って支えられているんだなと、しみじみと感じたのです。不安なのかな、困っているのかなと思ったら、放っておかない。これが支援の原点だと、改めて教えられました。

話を聴き続けたこのお母さんが彼を癒し、笑顔にすることができたように、周囲の人のふとした関わりが、その人にとってとても大きな支援になりうるということがわかります。

もちろん、医療機関で診断や専門的なアドバイスを求めることも大切ですが、すべてのサポートができるわけではありません。

医療機関ができることと言えば、特性を明らかにすること、あるいは心理的状態をある程度明確にすることで、その人の理解を深める情報整理をすることです。また、ときには薬物の効果を期待したり、環境調整をコーディネートしたり、家族や周囲の誤解を解くような説明をしたり、ということになると思います。

しかし、**その人の日常に寄り添い、当たり前に励ましたり、一緒に泣いたり笑ったりする**といったことは、なかなか難しいでしょう。先ほどのお母さんは、まさにこうした日常の応援団でした。これは医療にはできないことですね。

その人の生きづらさという生活に認められる課題に、もっとも早く気づくのは、その人の身近にいる人たちです。

もしも今、家族、友人、職場の同僚、あなたの周りで困っている人がいるなら、ほんの小さなことでも、なにかしらサポートできることがあるのではないかと思います。

2 今までの理解のズレを修正しよう

その人を責める気持ちから一歩前進

もし、あなたが周りの人から、「私は発達障害と診断された」とカミングアウトされたとします。そうした場合、その人を支援するために、何を理解するとよいのでしょうか。

まず一つ言えることは、その人の障害の特性は知っておいたほうがよい、ということです。

それにより、まず、**「わがままということではなかったんだ」「これまでずいぶん、あなたに苦手なことを強いてきてしまった」**といった、理解の誤りや対応のズレを確認することができます。

これまでとらえていた問題は、本人が悪いのではなく、「この障害の特性によってうまくいかないんだ」というふうに、人格と障害とを切り離して考えることができる、その人を責めないですむということもあるでしょう。

そして、**「あなたの得意なことを探して、お願いしてみよう」「こうしたほうが、わかりやすいようだ」**というように、よりよい関わり方を見つけることができます。

障害の特性を知らないがゆえに、その人を追い詰めているようなことがあるならば、それはぜひ改善していきたいところです。

また、これまでどうしてそうなるのかがよくわからずに、不安に思いながら関わっていたのが、障害の特性を知ることによって安心して関わることができ、余裕を持って対応できるということもあります。

このように、障害の知識を得たことによって、無理強いしない、笑顔で関わりが持てる、見守ることができるというよりよい支援を生み出すことができます。

●ただし安易なラベリングは禁物

一方、こうした障害名や特性の知識を誤って使うと、「その人」の理解からかえって遠ざかってしまったり、安易なラベリングに走ってしまう怖さもあります。

「○○さん、アスペなんだって」「そういえば、△△さんもときどき空気の読めない発言をしたりするから、アスペなんじゃない？」

障害名をこのように使い始めると、「その人」にあるたくさんの個性や良さが、一瞬にして消えてしまうように感じます。また、おもしろ半分に障害名で人を評価するようなことは、決してあってはなりません。

もう一度言いますが、障害の知識は、あくまでも、その人を理解するヒントの一つにすぎません。

「障害」を理解するのではなく、「その人」を理解する。これが、大前提です。

また、カミングアウトされたわけではないけれど、どうも本人の様子を見ていて、

「そうかもしれない」と感じることもあるかもしれません。

しかし、本人から相談もないのに、「もしかして、発達障害なんじゃないの?」「病院に行ってみたら」といった助言も急がないほうがよいでしょう。

まず、本人の意思が尊重されるべきです。本人から相談があったら、真剣に話を聞くようにします。

●「障害だから特別」にならない対応を

発達障害のある人へは、何か特別な対応、専門的な対応をしなくてはいけないのだろうか?と思う方もいるかもしれません。

しかし、まずは発達障害の人への対応は、生活の中でできる当たり前のことから始めるべきです。

最近、早めに帰宅するようになった同僚がいたとします。あなたは、ほかの同僚に聞きました。「彼は最近、なぜ早く帰るんですか?」「ああ、今、奥さんが病気で寝込んでいるんだって」。

この返事を受けて、あなたはどのように反応しますか？　多くの人は、「そうなんですか、大変ですね」と、答えるのではないでしょうか。「じゃ、この書類は僕が作っておきますよ」とフォローを申し出る人もいるかもしれません。

僕は、発達障害の人の支援も、実はこれと同じではないかと思っています。「一緒にやっていく上で、本人も周りも困っている」この状況をどうするか、ととらえると、**「困っているんだからフォローしていこう」「どうしたらうまくいくか、考えてみよう」**と、当たり前の対応になるはずです。

また、「障害なんだから」と周囲が腫れ物に触るように何もかも受け入れて、我慢するのは、本当の支援ではないはずです。

例えば職場にイタリア人がやってきたとします。彼はお昼に出たっきり、なかなか戻ってきません。どうやら、イタリアでは「シエスタ」という習慣があり、お昼に、昼食とお昼寝を兼ねた長いお休みをとるのが普通らしいということがわかったとします。

そこで、「じゃあ、起きてくるのを待ってようか」となるか、「じゃあ、みんなも休むか」となるか。それとも「そうは言ってもここは日本だから、どうにか寝ないでがんばってほしいと頼んでみよう」となるのか。

どれが正解ということではありません。一緒に仕事をする上で一番良い方法を考えて決める。その過程を大切にするべきです。

「障害だから特別に大目に見る」とか「克服する」というのではなく、「一緒に生きていくことを前提に、どうしたらいいかを考える」という視点を大事にしたいと思うのです。

3

決して「してあげる」だけの関係じゃない

最高のサポートをした高校生

以前テレビで、障害のある生徒と障害がないと思われる生徒がペアになり助け合うバディシステムという取り組みが紹介されました。

細かいところはよく覚えていないのですが、そこでは3組のバディが紹介されていました。

僕が感動した場面があります。

ある授業で黒板に書かれた先生の文字をしっかりとノートに書き写していた生徒に、先生が「教室の移動時間だから、ノートはあとで見せてもらいなさい」と言いました。でもその少女は一心不乱に書き続けます。先生が困って二度三度同じ助言を続けます。するとその子のバディである女生徒が**「先生、Qさんは、きちんと書きたいんです。Qさんが書き終わったら、一緒に教室に戻るので、先に行っててください」**と言ったのです。

しばらくの間、Qさんが満足して書き終えるまで、彼女はニコニコして待っていました。彼女は確かそのときディレクターに「Qさんは、黒板の文字をきちんと書きたいだけなんです。それを邪魔されたくない。時間もそれほどかかりませんから、私が待っていて一緒に動きます」と話していました。

僕は、彼女のQさんへの理解に感動しました。Qさんは自閉症と診断されています。書きたいのが、融通のきかないこだわりの一つと理解することも可能です。でも彼女は、こうした行為はQさんの意思であると理解している。なんて素敵な理解でしょう。

卒業式のとき、彼女は、**周囲は私がQさんを支援していると評価しているようだけれど、実は私がQさんから元気をもらっている、ずっと友達でいたいと思ってい**

る、と語りました。

●●相手から「もらうこと」もいっぱい

もう一組のバディは、男子組です。当初自閉症と診断されたO君のバディに任命されたF君は、不満そうでした。でも好きなラクビーを一緒にするようになり、徐々にF君は、O君の良さが好きになったようです。

F君は、中学時代におそらく誤解からか、何もかもおもしろくないというふうに大人に対して険しい表情を見せていました。O君のバディになった当初も厳しい表情でした。

F君はいやいやですが、いつもO君のネクタイの面倒を見ていました。しばらくするとO君はひとりでネクタイを締めるようになりました。ディレクターが「最近手伝わないね」とF君に言ったとき、彼は「**うん。あいつちゃんとできるんだ**」と語りました。そこには、O君の力を認めるF君の強い言葉がありました。認め合っている、僕は感動しました。F君は、次の場面で**「最近親から優しい顔つきになったって言われて」**と照れた表情を見せたのです。

F君は明らかにO君からやさしい気持ちを育むきっかけをもらったと、僕は確信しました。

会社になくてはならない存在のTさん

僕は、別の場所で発達障害と診断された青年が、ある会社でかけがえのない存在として仕事をしている、という話を聞きました。

そのTさんは、ある会社の精密機械の製作過程で0・何ミクロンといったような細かい作業を得意にしているのです。彼しかできない仕事だと、上司は誇らしげに語りました。

上司は、彼が仕事しやすいように、彼を雇用するにあたり、発達障害について勉強し、部下にも研修を受けさせ、まさにTさんが誤解されない環境作りを心がけたそうです。

「Tさんの良いところを伸ばすために、Tさんのことをもっと知ろう」ということだったようです。

僕はこの話を聞いて、Tさんを評価した上司に頭が下がる思いでした。でもこの上司の方はさらりと**「彼のこの能力は、我が社の宝です」**と述べたそうです。

人の能力は、周囲がどう関わるか、支えるか、そして認めるかで大きく開花するチャンスを持っていると、僕は学ぶことができました。

サポートとは、周囲と同じ手順で同じことができるように、あれこれ手伝うというだけではありません。

その人のやり方を理解し、やりやすいように無理のない範囲で見守ること。その人の代弁者（アドボケーター）となって、周囲の理解も取りつけていくこと。こうしたことも非常に大きな助けになるのです。

4

その人を知ることがサポートの第一歩

一見不思議。でもそれなりの理由アリ

発達障害のある人に関わっていく中で、うまくコミュニケーションがとれず、どんなふうにアプローチをしたらよいのかわからないと悩む人もいると思います。

発達障害のある人の場合、会話の流れが唐突だったり、表現がストレートだったり、考え方が独特だったりするため、関わる側も困惑することが多いでしょう。

ですから、つい本人をたしなめる、責める、という対応になりがちです。そしてそれが積み重なると、相手の気持ちを聞かずに注意する、という一方的な指導になってしまうこともあります。

しかし、人の言動には必ずその人なりの理由があるものです。それは、発達障害のある人でも同じです。

会議中に突然、「昨日食べたカレーが……」という話が出てくると、「なぜ今、カレーの話？？」と戸惑ったり、「何を言ってるんだ、今は会議中だぞ！」と怒る上司もいるかもしれません。

こういうことがしょっちゅう続くと、「また君は！黙ってなさい！」と言われたり、無視されたりもするかもしれません。

もちろん、会議中の発言として、何が適切か適切でないかは指導すべきです。ただ、ここで**相手を理解する上で大事なのは、そ**

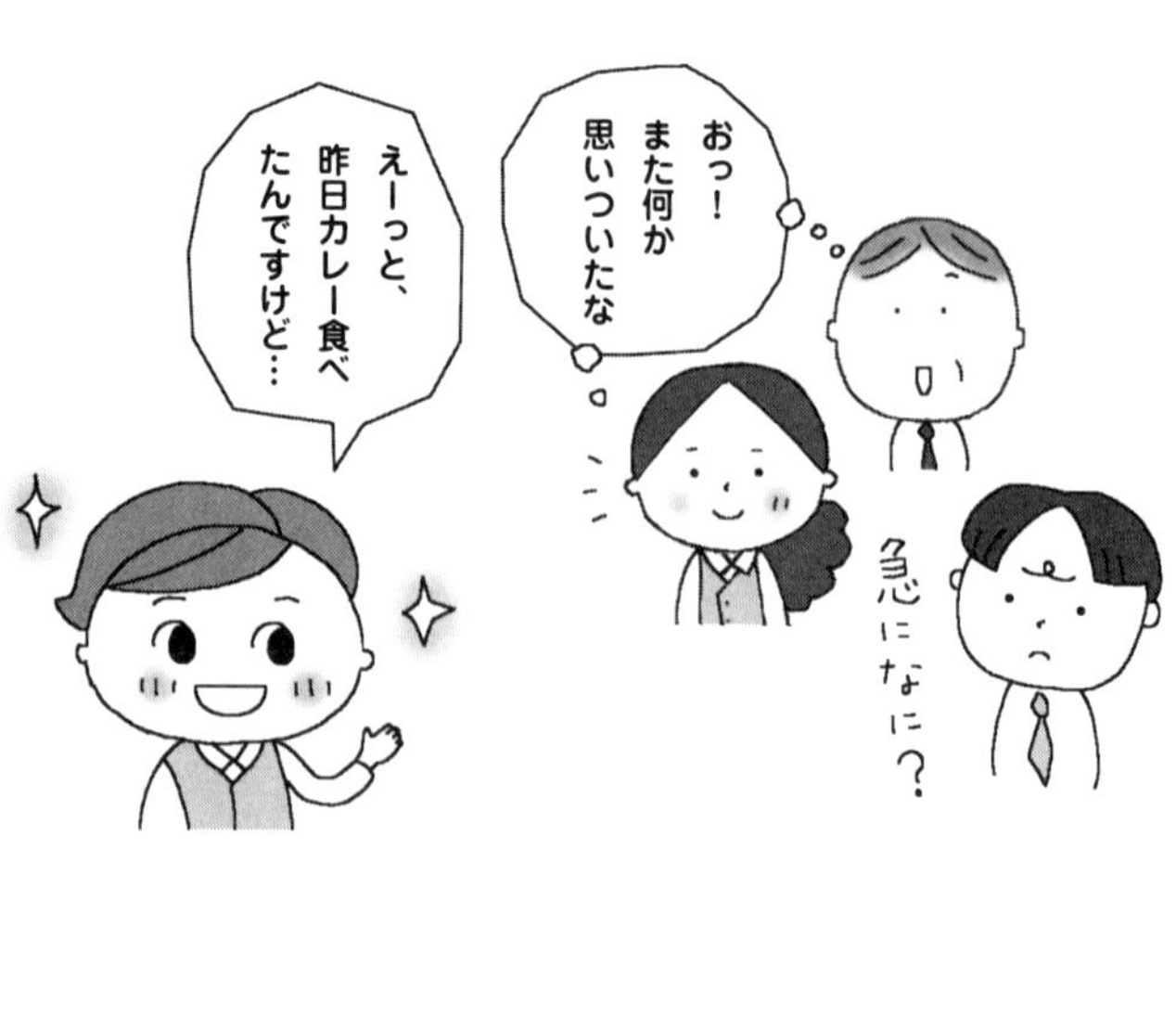
おっ！
また何か
思いついたな
えーっと、
昨日カレー食べ
たんですけど…
急になに？

こには必ず、その人なりの理由があるということです。

誰かの発言の中に、彼女が昨夜食べたカレーを思い出させる何かがあったのかもしれない、お昼が近くてお腹が空いてきたので、「もうお昼にしませんか？」というニュアンスでつい言ってしまったのかもしれない、話を最後まで聞けば、会議の内容に関連することだったのかもしれない。

悪気があってとか、その場をちゃかそうとかいうつもりはないのです。周囲にとって「なぜ？」と思うような言動は、ただ純粋に、その人なりの解釈や世界を背景に出てきたものであると、とらえてもらえたらと思うのです。

だんだん付き合うツボがわかってくる

職場でどんなときも時間厳守で行動するZさん。会議の時間が定刻通り始まらないと、ついイライラしてしまいます。

商談が長引いて参加メンバーの戻りが遅れると、会議のスタートは遅れます。商談のほうが社内会議より優先なので、みんなはこれを自然に受けとめます。

しかし、Zさんは納得がいきません。「職場は守るべきルールがある。会議には遅れないようにと上司はいつも言っているのに、なぜ今日は変更するのか」と、感情を爆発させるのです。

こういう場合、Zさんにどのように歩み寄っていったらよいのでしょうか?

発達障害のある人は、柔軟に物事を考えるのが苦手だったり、状況や全体像を見て判断することが難しかったりします。また、相手にわかるように自分の状況を説明することも、あまり上手ではありません。

もし、特性としてそういうことを知らなくても、その人と付き合っていく中で、**「ここのこだわりは譲れないんだな」「こういう言い方をするとその通りに受け取ってしまうようだ」**といった傾向が、わかってくると思います。

その人柄と場の状況から想像し、「なぜその人はそう主張するのか」ということを考えてみるとなんとなく察しがつくようになってきます。

私たちは無意識に、「こういう状況では、当然こういう振る舞いをする」「これは言葉で言わなくても、察するのが当たり前」という思考をベースに行動し、相手にもそれを求めているところがあるのではないでしょうか。

一度、自分のルールや常識を取っ払ってみると、相手の世界がだんだんと見えてきます。

「さっき私が伝えたことを、こんなふうに取ったのかな？」「こう言ったのは、もしかして、昨日のこの話とつながっていたのかな？」などと、楽しみながら想像できるようになるといいな、と思うのです。

こんなやりとりで理解が進む

このように想像することを積み重ね、その人が、どうしてそのような言動をするのかが少しずつ見えてくると、どう対応したらよいのかもわかってきます。

先ほどのZさんの場合、上司が「会議は定時に集合」と言うから守っているのに、あの人だけは遅れることが許される、という点に納得がいっていないわけです。

もちろん、その商談がどれだけ重要かという背景や、その結果を待ってから会議を始めたい、という上司の意図までは読み取っていないのかもしれません。

そういえば、「この書類、お願いね」と渡したときも、こちらは、書類を仕上げておいてねという意味で渡したのに、彼は受け取ったまま放っていた。もしかしたら、何をお願いされたのかが、わからなかったのかな？　具体的に伝えないと、行間のニュアンスが伝わらないのかも……。

このように仮に理解ができると、

「Zさんは、いつも会議は時間厳守でスタートと言われているのに、〇〇さんは遅れてしまったから、おかしいと思ったんだよね」

と、Zさんの気持ちに寄り添うことができますし、

「Zさん。時間を守るのは正しいし、大切なんだけど、ときにはお客さんとのことが優先で、その通りにいかないこともあるんだ。どうしてもあの商談の結果がわからないと、会議が始められないから、Zさんにも協力して待ってほしいんだよ。待ってる間、こっちの仕事をしてみたらいいんじゃないかな」

などと、違う伝え方を検討することができます。

自分の思いや疑問を解消されないままに、一方的にこちらに合わせろと言われても、Ｚさんはますます納得いかないし、安心できない。でも、理解できる伝え方で説明されれば納得できるし、相手の言うことも聞いてみようとするかもしれません。

これは、障害の有無に関係なく、どんな人間関係にも言えることではないでしょうか。

「こちらのやり方に合わせてもらう」だけではうまくいきませんし、誤解のあるまま「相手に振り回されてしまう」という関係も続きません。こちらが我慢して「相手に合わせすぎてしまう」というのも、バランスが悪いですよね。

相手にわかる伝え方で伝え、「ここはこうしてほしい」「これは違うと思う」ということを互いにやりとりしていく。結局は、そういった当たり前の「人と人との付き合い」になるのではないでしょうか。

5

活躍してもらいたいのはどんな場面？

●その人のプラス面を知っていますか？

僕は、発達障害の人を見守る周囲の人には、障害の特性をネガティブにとらえるのではなく、そのありのままのしんどさを受けとめ、特性の表現をプラスに置き換えて、良い部分をどう活かすかという発想で関わってもらえるといいなと思っています。

ＡＤ／ＨＤであれば、多動性・不注意・衝動性といった特性がありますが、それらは**「多動性↓活動的」「不注意↓いろいろなところに注意が向く」「衝動性↓行動が早い」**と置き換えてみることができます。

ＰＤＤであれば、コミュニケーションが苦手だったり、人の気持ちが読めないという特性があったりします。

ただそれは「できない」ということではなく、「不安で不安でしょうがないのかもしれない」というように、その人の側に立った視点で受けとめたり、**「優れた記憶力を持っている」「とても几帳面」**というような、何かキラリと光る良い面を見て、すごいなと思えたりすると、ずいぶん見方が変わってくるのではないでしょうか。

そして、特性だけでその人を評価するのではなく、

「〇〇さんの良いところってどんなとこ？」

「素敵だと思えるところは？」

という問いに対して、自由記述でたくさん答えられるといいなと思うのです。

意外と早起き、字がきれい、独特だけど気を配ってくれる、緻密な文書の作成は得意……。どんな細かいことでも、それらは長所になります。

ぜひそういう「プラスの見方」や「良いところ探し」を、意識してみてください。

「できないこと」を見てもいいことナシ

また私たちは、成功したことやできたことは意外と無視してしまい、失敗やできないことに強く注目してしまいがちです。

「こんなことができたんだ、すごいね。偉かったね」ではなく、「わかった、わかった。こんなことはいいんだけど、もっとこれしてよ」「これができてないでしょ」というように、できないところのあら探しになってしまうのです。

できたことを認められたという思いもないまま、できないことばかりが増えていく……という繰り返し。これでは、やる気を失ってしまいますし、悪循環です。

とくに、発達障害の人は、苦手な部分はなかなか直せず、結果としてどうしてもミスが多くなってしまいがちです。そこを責められてばかりでは、辛くなってしまいます。

少しでも「これができた」ということがあれば、その成功を認め、褒めることを忘れないでください。**責めたり、その人のプライドを傷つけるような言い方をするのは、なんのメリットも生みません。**

そして、ミスをなくそう、克服しようということにエネルギーを注ぐのではなく、この人の良いところを活かす道を考える、ミスしてしまうところは何かほかの力で補強する。

このように考えていくと、プラスの循環が生まれてくるのではないかと思うのです。

適材適所で輝く場所がきっとある

ＰＤＤと診断されたＸさんのお話です。Ｘさんは書店に勤めています。本が大好きでこの仕事を選んだのですが、実際にする仕事は、レジ打ちや書籍の運搬整理。レジは焦ってしまって打ち間違えが多く、書籍を台車に乗せて必死に運ぶのですが、周りが目に入らないので、台車をお客さんにぶつけてしまいます。

上司が、「人を見てゆっくり運んでごらん」「自分が隠れてしまうほど本を積まないでね」とアドバイスし、一緒に練習するのですが、なかなかうまくいきません。

どうしたらいいかと考えていたとき、上司はXさんが絵本の読み聞かせが得意で、これまでたくさん絵本を読んできたことを知りました。そこで、「じゃあ、うちに置いてある絵本の推薦文を書いてくれる?」と提案したのです。

するとXさんは、一生懸命推薦文を書いては、絵本コーナーに貼っていきました。

ある日、お店に来たおじいちゃんがXさんに言いました。

「これは君が書いた推薦文かい? この推薦文を読んで、この絵本を買おうと思ったんだよ」

Xさんは、「ありがとうございました」と、うれしそうに答えたそうです。

もし上司が、「君は、表に出て仕事をするのが苦手だから、倉庫の整理だけをしてくれ」と言っていたら、Xさんはやったと思うのです。でもそれではつまらないし、やりがいを感じられませんよね。

でも、「本の整理は君の役割だけど、時間があるときに推薦文を書いてくれる?」と言ったとき、Xさんの存在意義が前面に出てきたわけです。

そうすると、お店にとってもメリットがあるし、彼にとってもメリットがある。ちょっとしたことなのですが、こうやってその人の良さを活かすことでメリットが生まれてくる、というのが理想ですよね。

みんながみんな、なんでもできるわけではありません。完璧にバランスのとれた人というのはなかなかいませんから、適材適所で、「ここはあなたに任せます」と、人の能力をうまく活かしていくことを考えていけばよいのではないでしょうか。

あるAD／HDの女性は、エクセルで表を作っても、桁数を間違えてしまうというように、事務処理が非常に苦手でした。しかし、おしゃべりが非常におもしろいことを買われ、お店で接客をするポジションに回されたのです。

すると、多くのお客さんも彼女のトークを気に入って、なんとお店の売上ナンバーワンになったといいます。

一番苦手な分野でどうしてもミスしてしまうというよりも、得意な分野でがんばったほうがいい。そういった、**「その人の持っている力を活かす」**という視点をみんなが持つと、良い雰囲気が広がっていくはずです。

6 こんな伝え方がわかりやすい！

「うまくいかないな」と思ったら要チェック

第3章の事例を読んで感じた方もいるかと思いますが、発達障害のある人は、物事を理解したり情報を処理したりするところで、うまくいかない場合があります。私たちが「これで伝わるだろう」「わかるだろう」と思っている関わり方では、うまくマッチしないことがあるのです。

もしかしたら、**自分の伝え方がその人にとってはわかりにくいのかも、自分にその気はなくても、プレッシャーを与えてしまっていたのかも……**ということがあるかもしれません。

そうしたときは、次のようなことを頭に入れて、今までのコミュニケーションを見直してみると、改善につながることもあります。

●「何を」「どこに」「どんなふうに」。具体的に

アバウトな伝え方だと、結局何をしたらよいのかがわからず、困ってしまう場合があります。「これしまっておいて」だけだと、どこにしまっておいたらよいのかがわからないかもしれません。

「この資料を、倉庫のうちの課のブースに置いておいて」というように、なるべく具体的に伝えるとよいでしょう。「年度順に」「50音順に」など言い添えるとさらにわかりやすくなります。

また、「ちゃんとやってね」「それじゃあダメだよ」「だいたいでいいから」といった表現も、「ちゃんと」とはどういうことか、「それじゃあ」の「それ」は何で、ダメならどうしたらよいのか、「だいたい」ってどれくらいなのか、ということが読み取れない場合もあります。

できるだけ、抽象的な表現ではなく、何をどう求めているのかということをわかりやすく明確な言葉にしてみてください。

●「優先順位」「段取り」。見通しを明確に

「これ、やっておいて」と言ったとき、発達障害のある人の中には自分で優先順位を決められない場合もあるので、いつまでも手をつけられなかったり、焦ってプレッシャーに感じてしまうこともあります。

そういう場合は、**「先にこれを○日までに、その後にこれを○日までにやってね」**というように見通しを明確にすると、とても助かるのではないかと思います。

また、急な変更がとても苦手という人もいます。午後に予定されていた会議が急になくなった場合など、「今日一日の流れはこういうつもり」と思っていたのが、急に崩され、なかなか気持ちが切り替えられないことがあります。

できれば、変更がわかった時点で、なるべく早くそのことを伝える、変更したらその後の予定はどうなるのかまでを説明するなど、前もって伝えておくと、安心で

きるのではないかと思います。

いろいろなことを忘れっぽい人の場合は、こちらから「○○さん、これやった？」と、思い出せるような声かけができるといいですね。

●「箇条書き」で一つひとつ。シンプルに

「今日はまず○○商事に行って△△さんに会って、その後、××社さんにも寄ってくれ。あ、○○商事では、この間の書類をもらってくるのを忘れないでね。そして、午後は……」

このように、一度にたくさんのことを言われると、断片的にしか記憶できなかったり、どの言葉に集中したらよいのかわからず、混乱してしまったりすることもあります。

できるだけ、伝えることはシンプルに、**箇条書きにして一つずつ確認していくようにする**とよいでしょう。箇条書きにするとできたところを消すことができます。これってけっこう達成感になります。

メモを取るようにしてもらい、書き取れているかチェックしながら伝えるようにしてあげてください。

●「冗談」「比喩」を多用しない

冗談や比喩、本音とたてまえの違いがわからずに、言われた言葉をそのまま受け取ってしまう人もいます。

例えば「近くにいらっしゃったときは、ぜひお立ち寄りください」と言われ、それが社交辞令だとわからず、次の日に本当に来てしまうというようなことです。

同じように、怒った上司が「また失敗して！　もういい！　君はもう帰りなさい！」と怒鳴る。それは実際に「帰る」という行為を求めた言葉ではなく、そう表現してしまうくらいの怒りと、反省を促す気持ちがあるわけですが、そこがわからないと、「はい、わかりました」と、本当に帰ってしまうということが起こるわけです。

言葉からその人の気持ちを想像したり、ユーモアを感じたりというのが難しい特性のある人は、「こう言ったのにどうして…？」「言われた通りにしたのに……」と混乱してしまうかもしれない、ということも心に留めておくとよいかもしれません。

●「メモ」「表」。話すより見せるほうが有効なことも

発達障害の人の中には、聞いて理解するよりも、見て理解するほうが得意という人もいます。

買ってきてほしいものを口で伝えるだけでなく、メモに書いて渡す、忘れそうなことは書いてデスクに置いておく、一日の流れを書き出して表にする。このような目で見てわかる支援は、気持ちの安定にもつながります。

7

成功体験がその人の大きな支えに

できることからスモールステップで

伝え方を工夫してみても、お願いしている仕事がなかなか進まない、本人に混乱している様子が見られるというとき、「こちら側の要求」と「その人が実際にできること」の間に、ギャップがあるのかもしれません。

しかし、「できない」ことばかりが積み重なると、自責の念にかられたり、自信喪失に陥ったりして、精神的なダメージにつながってしまうこともあります。

そうなると、本人も滅入ってしまって、得意な分野でもなかなか力を発揮しにくくなってしまいます。

一度に多くのことに取り組もうとすると、何からやったらよいのかわからずに混乱してしまい、それがストレスや大きなプレッシャーとなってしまう人もいます。

そのような場合は、「今できていること」は何かをとらえ、そこから少しずつ、良い面やできることを広げていけるとよいでしょう。

ワードを使えるようになったら、今度はエクセルを使ってみよう、表を作って、計算してみよう、次は……と、エンドレスに課題がやってくると、気が休まりませんし、なかなか「できた！」を実感できません。その結果、ミスが増えてしまったり、気持ちの余裕を失ったりしてしまうかもしれません。

ワードが使えるようになったら、**「ワードをマスターしたね。しばらくはいろいろな文書をワードで作ってごらん」**「ワードが使えれば、とりあえずは万々歳だね」というように区切る、焦らないということも大事です。

またAD／HDの人は、「これもできる、あれもできる」と手を広げすぎてしまったり、「これ今日中にお願い」と言われたことを安請け合いしてしまって、失敗してしまうことがあります。自分の現実の姿と理想の姿が、離れてしまっているのです。

「やれます」という意欲は大切にしたいのですが、**「今日はこれだけでいいのよ」**と周囲がブレーキをかけるのも大切です。

●褒めるときはすぐ。注意はシンプルに

常に何かができたときには、その場ですぐ褒めることを心がけましょう。

「よくできてるよ。すごい」「助かったよ。どうもありがとう」みんなの前で声をかければ、うれしさも倍増です。小さなことでも、本人が達成感を持てる一言が、自信につながっていきます。

反対に、何か注意を与えるときも、くどくどと叱責するのではなく、短く具体的に伝えるとよいでしょう。

「なんでできないの」「さっきも言ったよね」と責めても、本人はどうすればいいのかわからないままです。傷つき、萎縮してしまうだけでしょう。それより、端的にどうすればうまくいくかを伝え直すことが、本人の大きな助けになります。

その際は「○○はダメ」という否定的なメッセージだけでなく、**「△△すると、もっとうまくいくよ」**というアドバイスと励ましを忘れないでください。

できればほかの人の前でなく、別室に呼んで注意するように配慮して、いたずらに本人の自尊心を傷つけることのないようにしたいものです。

●こんな一言でモチベーションアップ

仕事でも家事でも、せっかくやるのならがんばって、ちょっとしたことでも人に認められたり、褒められたりしたい。こういう願いは、誰もが抱くものではないでしょうか。

しかし、発達障害のある人たちは、逆にこれまでダメと言われ続けて、「自分の良いところなんて見つけられない」「褒められるところなんてない」という気持ちになっています。

ですから僕は、診察時に何か本人が気がかりなことを口にしたら、その倍、良いところを伝えたいと思っています。

「この間検査をしたとき、忘れっぽい、短期記憶が苦手だという結果が出ましたね。忘れ物のエピソードもいくつか聞きました。そういう忘れっぽさは確かにあるのだけど、あなたはすごく人に対して気を配るところがありますね。僕がちょっと忙しそうにしていたら、大丈夫ですか？って3回も言ってくれたんです。とても優しい人だなと思いました」

ふとしたことでちょっと褒められるだけでも、それはその人の心の支えになっていきます。

いろいろ手助けしても、失敗続きでどこをどう褒めればいいかわからない、というときもあると思います。でも、そういうときこそ、その人の良いところを見つけて伝えていくことが大きな励ましになります。

「今できていること」「いいなと思うところ」を認め、「こんなところが素敵だね」と伝える。そこから、少しずつ良い面を広げていくといった関わりが、とても大事なのではないかと思います。

8

サポートは細く長く。できることから

「すぐにどうにかしなくちゃ」と焦らない

この章では、周囲の人が発達障害のある人をどう理解し、関わっていくかということを考えてきました。いろいろとお願いや提案をしましたが、最後に言いたいのは**「自分を大事に、無理をしないで」**ということです。

発達障害は、治すものではなく、ずっとその特性と上手に付き合っていく性質のものです。ですから、その人を支える周囲の人も、その特性とお付き合いをしていくことになるわけです。

今回うまくいったから、次も大丈夫、もうOK！とはいかないことも多く、「やっぱりまた、ここでつまずいちゃったか」と、一進一退を繰り返していくことでもあります。

良い方向に進んできたなと思ったら、また違う場面で新しい課題に直面するかもしれません。「これはなんとかクリア。でも次はこれが……」。そうやって、凸凹道は続いていきます。

サポートするからには、一つでも多くできることが増えてほしい、誰もがそう思うでしょう。しかし、**「できる」という結果ばかりにこだわると、かえってしんどくなるときもある**ように思います。

ですから、長い目で受けとめ、「すぐこれをどうにかしなくては」と焦らずに、ゆっくり付き合っていってほしいと思います。

関わりは「量」でなく「質」を大切に

また、その人といる間、四六時中がんばる必要はありません。僕は、大事なのは量よりも質だと思っています。

例えば、忙しいお母さんが24時間子どもと一緒にいられなくても、1日10分でも抱きしめて、一緒に手をつないで話を聞くことを続けたなら、きっとその子はくじけないだろうと思うのです。

ですから、**関わる量ではなくて、自分がどれだけそこに自己投入できるか、という質こそを大事にしてください。**

家族だからといって、すべて手取り足取りしてあげなくてもかまいません。あれもこれも手助けしようと躍起になって余裕がなくなるより、本人に相談されたときによく話を聞いて、励ましたりアドバイスしたりする、という支援もあります。

週に1度、第2章で紹介したノートを一緒に作ってみる、というのもいいかもしれません。また、家族間で分担して、身だしなみサポートはお姉ちゃん、片付けサポートはお母さん、などと割り振ってもいいでしょう。

上司や同僚も、四六時中張り付いている必要はありません。1日に2度、連絡タイムを設けるとか、今日は忙しくて無理だから明日まとめて話を聞く、でもいいかもしれません。

「すべて完璧に支援するべき」と思わないで、気になるところは少しずつアドバイスしていけばいいのです。ちょっとミスをしても、大目に見て次につなげていかないと、それだけで毎日手一杯になってしまいます。

ずっとがんばって、がんばって……と気を張り続けると、**「誰のために、なんのためにがんばっているのか」**が、見えなくなってきてしまいますし、それが時には、「訓練のための訓練」に陥ってしまうこともあります。

そうすると、本人も、支える周囲の人も辛くなってしまいます。

●ときにはお休み。肩の力を抜いて

ちょっとがんばりすぎているかな、しんどいかな、と思ったときは、無理をせずに「今日はやめよう」とサポートをお休みすることも必要です。

自分へのご褒美で好きなことをする、この時間は自分の仕事だけにとことん集中する、土日はちょっと力を抜いていこうなど、自分の状態を見てコントロールすることも意識してください。

発達障害の人を支えるというのは、実際、エネルギーが必要です。必ずしも、周囲から正しい理解が得られるとも限りません。支援者が孤立奮闘しているというケースもあります。

また、生真面目な支援者は、本に書いてあることを全部その通りにやらなければと一生懸命になったり、力を抜くことに罪悪感を感じてしまったりして、その結果、自分が心身のバランスを崩してしまうということもあります。

しかし、**あなたを必要とするその人と、これからも長く支え合っていくためには、あなたの心身が健康であることが欠かせません。**

自分を大切にしながら、ゆっくりゆっくり、やっていきましょう。

エピローグ

Epirogue

私もみんなも「生きやすい」ヒント

◆毎日にちょっぴり「笑い」があれば

自分は発達障害があるかもしれない、と悩んでいる人も、自分の大切な誰かが発達障害かもしれない、と感じている人も、理解し協力し合えば、プラスの関わり方ができるということがおわかりいただけたと思います。

しかし、お互い前向きに歩んでいても、本人も周囲の人も、やっぱり苦しくなり、気が滅入ることもあれば、落ち込むこともあります。

何か失敗したり、困ったとき、自分を責めてしまうこともあるでしょう。

ＡＤ／ＨＤと診断された30代の男性は、**「僕は笑えるＡＤ／ＨＤを目指すんです」**と話してくれました。

これまでの人生、辛いことが多すぎて、彼は18歳までの記憶がありません。人にあまり言えないようなやんちゃなことも、いろいろとやってきました。

でも、25歳で診断がつき、これまでを一緒に振り返りながら話をしていくうちに、彼はこう言いました。

「僕はこれまで本当にうまくいかなかった。でも悔んでばかりいてもしょうがない。これからは、同じＡＤ／ＨＤのある子どもたちに、30歳になっても笑えるぞ！と、胸を張って言えるようになりたい」

そして今、彼は、ＡＤ／ＨＤのある子どもたちのサポーターをしています。

自分の生き方を悔んだり、境遇を恨んだりではなく、笑うことで前に進んでいく。そうやって、**「まあ、なんとかなるんだ」**と思えると、人生はなんだか楽しい。

そう思いませんか？

✦お互いにリラックスして乗り切れる

Ｙさんは、大事な物をしょっちゅうなくします。でも、明るく社交的なＹさんはみんなの人気者です。

そろそろ飲み会もお開き。会計をしようとした矢先、

Ｙさん「あああっ　しまった！」（かばんをガサゴソ）

みんな「どうした？」
Yさん「……えっ？　なんでもない」
みんな「うそだ〜。今日はなあに？（笑）」
Yさん「え……」
みんな「もしかして財布。どっかいったんじゃない？」
Yさん「実は、……そうらしい（笑）」
みんな「やっぱり（笑）。そっちの袋に入ってないの？」
Yさん「え？　ない。ないよ」
みんな「あ、カードとか利用中止にする？　連絡先わかるよ。ここ」
Yさん「ありがとう。ここね。携帯電話どこだっけ」
みんな「あるある。これ使っていいから」

みんなさりげなくYさんのサポートを始めます。
Yさんがよく物をなくすことをみんなが知っています。でも、「またか！」と責めるようなことはありません。「今度は何かな」と余裕の構えです。

Yさんも、ちょっと気まずいなとは思うのですが、みんなに感謝しつつ笑顔で助けてもらいます。Yさんといると、いつも笑いが絶えません。

笑いがあることで、何かあっても本人も周囲の人も気持ちが和みますし、**「まだ笑える余裕がある、大丈夫だ」**と思えることもあります。

◆診断後、それぞれの選択

ここで、プロローグのエピソードで紹介した2人のその後を、紹介しておきます。

2人とも悩み苦しんだ末に、発達障害だとわかったあと、決して自分の殻に閉じこもることなく、周囲と新しい関係を築いていきました。

どちらの場合も、ありのままの自分を受け入れた上で、「どうしたらもっと生きやすくなるのか」「どうしたら幸せになれるのか」を目指した素晴らしい生き方だと僕は思います。

エピソード①

職場のコミュニケーションに戸惑うAさん　その後

新しい部署で、仕事が手につかなくて困っていたAさん。

チームで話し合いをする部分では、まだうまくいかないことも多いのですが、仕事の分析や調査、書類作成をメインに受け持つことで、職場で感情的になるような場面は激減しました。

ひとりで黙々と仕事をすることの多い研究職と違い、商品開発部での仕事は、取引先と電話のやりとりもしょっちゅうです。これが大の苦手なAさんは、余裕がなくなり、上司や取引先に叱られ、またミスを繰り返す。仕事も溜まって、残業続き……。そんな悪循環に陥っていました。

今は、取引先の対応は同僚にお願いし、そのかわり自分の得意なデスクワークでチームに大きく貢献して感謝されています。

手間のかかる調べ物も、詳細な数字のチェックや図表作成も完璧にこなす頼もしい存在です。

こうして、新しい職場に自分の居場所を見つけ、みんなに貢献できるようになったことで、気持ちが楽になってきたといいます。

土日のお休みもしっかりキープできるようになりました。

そして、そのお休みに大好きな鉄道旅行をしているうちに、Aさんに友達ができました。鉄道旅行友達です。

同じ趣味を持つ者同士、すっかり意気投合し、今度はここのローカル線に乗ってみよう、次はこっちも……と、2人でマニアックな鉄道旅行を楽しんでいるそうです。

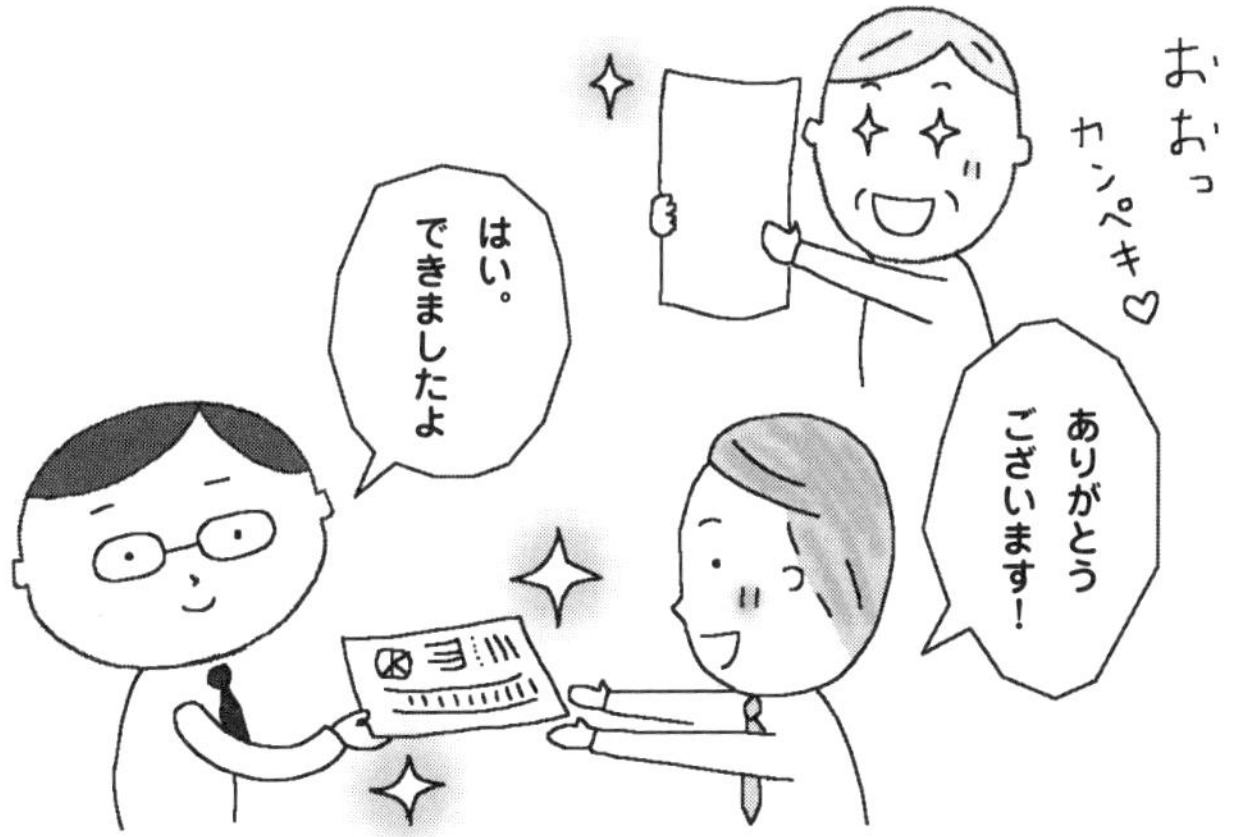
おおっ
カンペキ♡
ありがとうございます!
はい。できましたよ

その話をしてくれるAさんの表情は、以前よりずっと生き生きしていて、素敵な笑顔も見られるようになってきました。

エピソード②

子どものころから忘れっぽいBさん　その後

自分は「うつ」だと診断されたけど、AD／HDなのではないか……と診察室を訪れたBさん。

検査をし、これまでの話をいろいろと聞いて、「多動ではないけれど、注意欠陥の部分が強く出ているのでADDですね。更年期になると、ホルモンのバランスによって、特性がより強く出ることがあるんです」と話をしました。

それで本人も納得し、抗うつ剤をやめ、生活を工夫するようになりました。

その後、Bさんのお父さんとお母さんが、Bさんを訪ねて、北海道へやってきたそうです。Bさんが北海道に来て以来なので、何十年ぶりの再会でした。

そして、Bさんとお母さんが一緒に外来に訪れ、お母さんは言いました。

「先生、娘から聞いたんだけど、AD／HDっていう病気があるんですってね。本を読んでみて、まさにこの子のことだと思いました」

「私もお父さんもなんにもわからなくて、この子はなんでこんなにふざけてるんだろうと思って叱ってました。でもね、このことを知って、かわいそうなことをしてきて

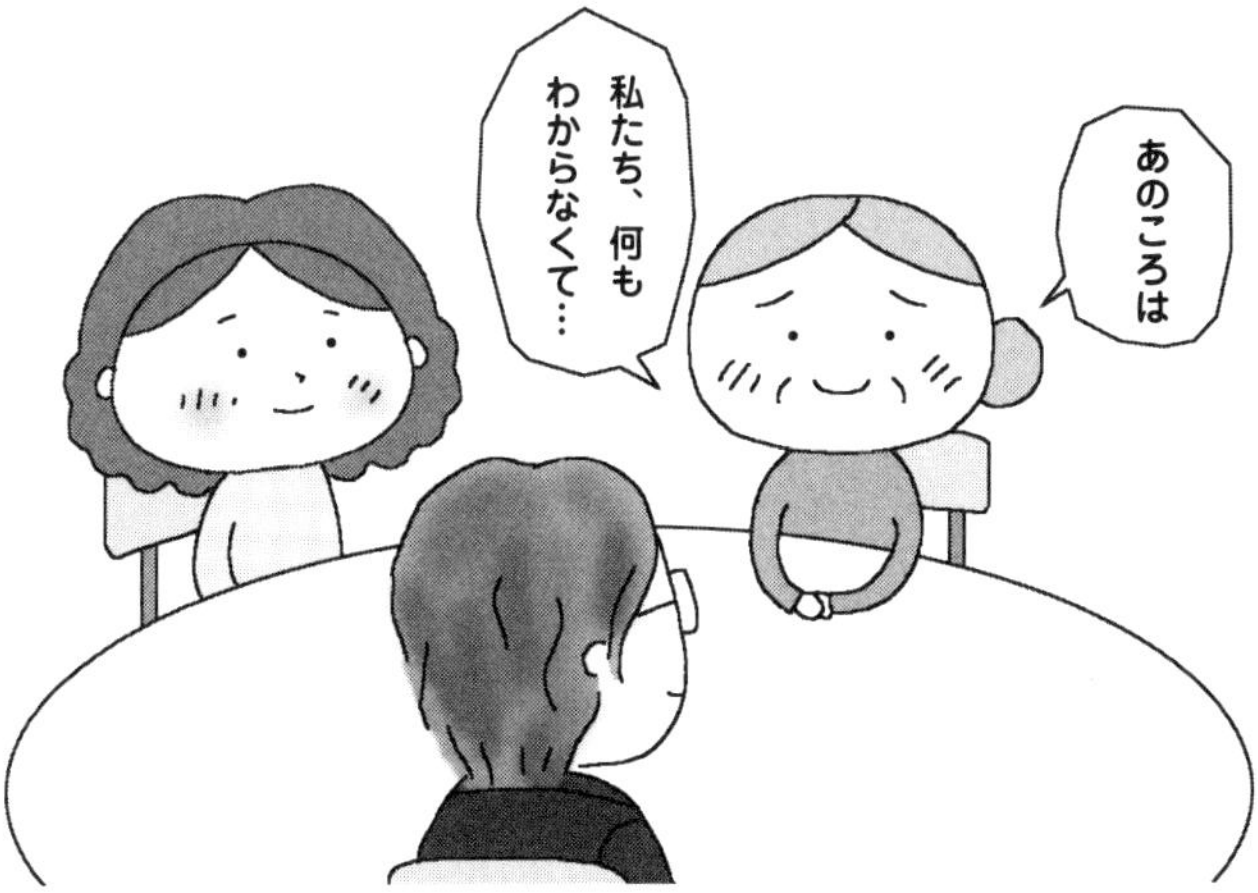

しまったなと思ったんです」

その後、Bさんは「年に1回くらいは北海道へおいでよ。私も時々帰るから」と、ご両親と空港で別れたそうです。

これまでの家族の物語には、誤解がありました。それが今、消えたのです。それぞれのいろんな思いをくぐり抜けて親子が見せた安堵の笑顔は、なんとも言えず、穏やかなものでした。

◆誰もが誰かとつながって生きていく

あなたは、「どうして、こんなにも自分は生きづらいのだろう」「どこかやっぱり変なのだろうか」というように、やむにやまれぬ気持ちで、この本を手に取ったのかもしれません。

もしくは、「あの人はどうしていつもああなんだろう」「何か原因があるのだろうか」と、身近にいる大切な誰かのことが気になって、この本を手に取ったのかもしれません。

ここまで読んでみて、どのように感じましたか？

その解決の入口は発達障害だったかもしれません。でも、読み進めていくうちに、これは「障害理解」というよりも、実は「人間理解」の話だったと感じてもらえたらいいなと、僕は願っています。

目が覚めるような解決法はなかなかなくて、許し合ったり、お互いさまだよねと受けとめ合ったりというところでやっていく……。人はそうすることで救われ、強くなれると思うのです。

「支援してあげる」「支援してもらう」ではなく、「共に生きる」。

そして、この本の出口が、あなたが誰かとつながり合って生きていく「これから」の、新たな扉となれば幸いです。

【著者紹介】

田中康雄（たなか・やすお）

●—1958年、栃木県生まれ。こころとそだちのクリニックむすびめ院長。1983年に獨協医科大学医学部を卒業、旭川医科大学、北海道立緑ヶ丘病院、国立精神・神経センター、北海道大学大学院教育学研究院附属子ども発達臨床研究センター教授などを経て現職。

●—専門は地域臨床精神医学。他職種の専門家たちと連携をとり、発達障害や虐待などに苦しむ児童から成人の精神科臨床にあたっている。

●—著書に、『軽度発達障害』（金剛出版）、『支援から共生への道』（慶應義塾大学出版会）、『ＡＤＨＤの明日に向かって』（星和書店）、『大人のＡＤ／ＨＤ』（編集、講談社）、『アスペルガー症候群だっていいじゃない』（監修、学習研究社）ほか翻訳など多数。

もしかして私、大人の発達障害かもしれない!?

2011年　2月25日　　第1刷発行
2014年　4月 8日　　第8刷発行

著　者——田中康雄

発行者——徳留慶太郎

発行所——株式会社すばる舎

Subarusya

東京都豊島区東池袋3-9-7 東池袋織本ビル　〒170-0013

TEL　03-3981-8651（代表）　03-3981-0767（営業部）

振替　00140-7-116563

http://www.subarusya.jp/

印　刷——株式会社シナノ

落丁・乱丁本はお取り替えいたします

ISBN978-4-88399-993-4 C0030